JEITO DE FALAR

Luiz Cuschnir

JEITO DE FALAR

Como entender o que homens e mulheres dizem para destravar o relacionamento a dois

Companhia Editora Nacional

1ª edição - São Paulo - SP

Diretor superintendente: Jorge Yunes
Diretora editorial adjunta: Soraia Reis
Editora: Anita Deak
Assistência editorial: Audrya de Oliveira
Revisão: Luciane Helena Gomide
Coordenação de arte: Márcia Matos

CIP-BRASIL. CATALOGAÇÃO NA PUBLICAÇÃO
SINDICATO NACIONAL DOS EDITORES DE LIVROS, RJ

C949j
Cuschnir, Luiz
Jeito de falar : como entender o que homens e mulheres dizem para destravar o relacionamento a dois / Luiz Cuschnir. - 1. ed. - São Paulo : Companhia Editora Nacional, 2017.
200 p. : il. ; 21 cm.
ISBN: 978-85-0402-036-6

1. Psicologia. 2.
Comportamento humano - Aspectos psicológicos. I. Título.

16-38374 CDD: 155
CDU: 159.92

Companhia Editora Nacional

ABDR — Editora afiliada

Rua Funchal, 263 – bloco 2 – Vila Olímpia
São Paulo – SP – 04551-060 – Brasil – Tel.: (11) 2799-7799
www.editoranacional.com.br – editoras@editoranacional.com.br

Para Adriana e André, meus amados filhotes já
adultos, continuando com a minha tarefa de
oferecer esses caminhos mais uma vez.
do papai

"Não há como ensinar a escolher e cuidar dos amores. Há de vivê-los e continuar aprendendo sobre si, e assim aproveitá-los para desenvolver a sua experiência na vida na arte de amar."

Dr. Luiz Cuschnir

Sumário

INTRODUÇÃO

Quando pensei neste livro, tinha a ideia de escrever sobre o que vi e escutei nestes longos anos de clínica psicoterapêutica e, ao mesmo tempo, o que não presenciei nem vi ou ouvi, mas inferi de tantas horas com os pacientes. Quis me ater principalmente ao que homens e mulheres falam para a parceira (o) e como ela (e) recebe o que é dito de acordo com seu limite de escuta e de entendimento.

Há características do jeito masculino e do feminino de se comportar que mostrarei aqui em quatro blocos. Além das características de cada gênero, há que se considerar também a construção verbal dos relatos, o tom do que é declarado e seu conteúdo afetivo e conceitual. Entender o que homens e mulheres dizem - e sobretudo o que escondem em sua fala - é como compor uma música, traduzindo-a numa partitura. As notas estão ali, mas o som varia de acordo com a clave e a oitava indicada.

Quero chamar a atenção para o fato de que, muitas vezes, uma frase que tinha o intuito de aconselhar chega aos ouvidos do outro como agressão. Da mesma forma, uma frase de alerta pode soar como crítica ou desprezo. Isso é o que chamo de *jeito de falar* e, em qualquer relacionamento que se queira enriquecedor, ambos os parceiros precisam atentar para como falam e para como ouvem, de forma a levar em consideração os sentimentos do outro. De forma a buscar ativamente que o relacionamento seja frutífero.

Depois de quarenta anos, com muitas horas de atendimento a homens e mulheres, resolvi contar para meus leitores quais as frases mais ditas em consultório e que costumam trazer questões essenciais para os relacionamentos. Mostro apenas as frases, guardando a identidade de quem as disse, obviamente. Por meio delas, o leitor saberá o que a mulher fala, o que o homem fala e o que eles me dizem que os seus parceiros falam. Na maioria das vezes, percebo que há um grande ruído na comunicação.

Por meio das frases – que acabam sendo uma coletânea de exemplos – você poderá se identificar e perceber padrões de comportamento em si e no outro. Ao refletir, perceberá que algumas perguntas surgirão: O que se deve falar? Por que falar? O que é respeito ao outro e o que é omissão de socorro? O que realmente importa quando se convive com alguém? Mostrar? Escutar? Sentir? Intuir? Indicar? Esperar?

Uma paciente me ensinou o termo *a la sans façon*. É uma expressão que a mãe lhe ensinava sobre estar à vontade dentro da família. Referia-se a um jeito específico de falar com os filhos, contrastando com a formalidade que se deve ter, por exemplo, com um genro ou uma nora. Além dessas normas culturais, que regem nosso modo de viver em sociedade, assoma-se o ritmo de cada um e seu modo de manifestar as emoções. O jeito de falar é um grande mapa para a alma das pessoas com as quais convivemos. Ao usá-lo bem, você desenvolve sua habilidade de se relacionar.

Quando um casal procura o atendimento terapêutico, sinto-me diante de uma caneta-tinteiro e sua tampa. O encaixe entre elas é o que cada um oferece no relacionamento. O que está fora dessa área deve ser abordado na terapia individual.

A partir do que falam, podemos analisar as questões que afetam o casal. O que não funciona? Se não há o corpo da caneta, não há tinta. Se não há tampa, a tinta seca. Se o encaixe estiver frouxo, pode ser que, num descuido, a caneta tombe e a tinta se esvaia. Se estiver apertado demais, quem conseguirá escrever? Assim, a caneta perde seu propósito. O vínculo homem-mulher também.

Com essa metáfora procurei mostrar como relacionamentos podem ficar paralisados e inutilizados quando suas peças não funcionam bem. Durante os atendimentos, tenho a possibilidade de analisar o impacto e as possíveis leituras de determinadas frases. Traduzo-as para os pacientes, ajudando-os a identificar por que disseram tal coisa e como foi recebida pelo parceiro(a). Ajudo-os a refletir sobre o jeito que falam.

Vale o mesmo também para ouvir. Para que escutar o outro se você não estiver disposto a refletir e, se for o caso, mudar de postura e opinião? Se você resistir a isso não conseguirá sair do lugar. Resultado: os seus pontos referenciais, suas coordenadas e subordinadas em relação a vida, não mudarão. Seu relacionamento não mudará. Abrir-se à reflexão, à fala consciente e a ouvir o outro é buscar a via do entendimento.

Algo precisa ocorrer para que homens e mulheres construam pontes em seus relacionamentos. Essas pontes permitirão a ambos transitarem pelo meio do caminho para se encontrar com harmonia e entendimento. Como desenvolver e fortalecer essa ponte, que nada mais é do que o vínculo afetivo? Os caminhos são múltiplos, mas eu consigo te dar uma bela pista: preste atenção ao seu jeito de falar. Você terá um entorno melhor, relacionamentos melhores, uma vida melhor. Ilumine-se!

Luiz Cuschnir

EU, HOMEM, FALO

Quero que ela me aceite como sou: mais calmo, menos afoito, menos intenso. Esse é o meu jeito de ser.

Esse homem pode tanto estar desmotivado com o relacionamento – por isso colocaria menos energia nele – quanto pode estar passando por uma fase natural de amadurecimento, em que adquire uma personalidade mais calma, menos intensa, mais ponderada. É essencial que ele faça uma autorreflexão e descubra de qual dos casos se trata, avaliando o risco de o casamento falir. Na primeira hipótese, o relacionamento precisa ser trabalhado. A mulher, inclusive, quando pede mais energia e intensidade do homem está expressando a insatisfação com o pouco investimento dele no relacionamento. Também pode estar projetando o desejo de que ele seja mais jovem ou volte a ter as características de quando se conheceram. Se ser calmo, entretanto, tem a ver com um traço adquirido a partir da experiência de vida e maturidade e o homem se sente bem assim, talvez a mulher precise ajustar as expectativas para o relacionamento caminhar bem. Vale, da parte dele, analisar se o comportamento estende-se a outras áreas da vida, como buscar, aprender e até se movimentar. É preciso analisar também se, com o tempo, ele passou a ser visto e vivido pela mulher como um fardo, o que não é algo incomum.

Ela fez um escarcéu porque eu dei carona a uma colega de faculdade. Queria que ela fosse mais adulta, coerente.

Quando o homem diz que gostaria que a mulher fosse adulta é porque ele sente, de alguma forma, que ela se comporta de maneira infantil, irracional e que seu papel é parecido com o de filha na relação ou de uma pessoa desajustada. Ter de ser o "pai" e aguentar acessos de birra não é uma posição confortável para muitos homens. O excesso de ciúmes, por sua vez, desgasta o relacionamento, pois o homem sente que está sendo cobrado e que a mulher não confia nele. A comunicação também fica prejudicada, já que as conversas viram brigas e passam a transitar no terreno da agressividade e não no da aproximação e da conciliação. É interessante que o homem tente abrir uma linha de diálogo com esta mulher e também reflita se suas atitudes estimulam a desconfiança da parceira. Às vezes, excesso de mesuras às outras mulheres, sem se dar conta, indica que ele está constantemente seduzindo e a humilhando perante os outros. Possivelmente, ela se sentirá insegura e buscará na briga uma forma de se assegurar de que ele a ama.

> **A mãe dela me trata mal, mas tenho que engolir, só não sei quanto nem até quando. Continuo fazendo o que se espera que um namorado e um futuro marido faça: falo de outras coisas, levo o assunto para outro lado. Respiro fundo e desvio a minha atenção dessas atitudes que me agridem.**

Muitos homens não demonstram o próprio desagrado. Essa atitude pode ser perigosa, pois corre-se o risco de a mágoa acumular e a situação virar uma bomba-relógio. Às vezes, há também a vontade de enfrentar os obstáculos e mesmo certo prazer em resistir e suportar o sofrimento imposto pela sogra. Além disso, nem sempre é fácil enfrentar o risco ou a culpa por ter de falar mal da mãe da companheira, deixando exposta uma situação que mostre a vulnerabilidade do relacionamento a dois. A longo prazo, porém, se o homem se cala, a situação pode ficar insustentável, pois ele não se sente apoiado pela mulher que escolheu para partilhar a vida. É essencial que ele crie uma abertura, que possa compartilhar seus sentimentos. Ela, por sua vez, terá de estabelecer limites de respeito e convivência com a própria mãe, por mais que a ame e esteja acostumada com o jeito dela. Para que o relacionamento amoroso não seja prejudicado é vital que a mulher intervenha.

O pai dela me trata como um ser inferior, mas não deixo ninguém perceber nem conto a ela. Quando ela pergunta sobre o que estávamos conversando, disfarço e digo que era sobre o meu trabalho.

Os homens tendem a se comparar o tempo todo e uma das formas de disputar é criticar o outro. Além da disputa, possivelmente as críticas do sogro são uma forma de cobrar do genro a postura que gostaria que tivesse. De certa forma, o sogro tem expectativas sobre o que é ser um "bom genro" e espera que o outro as cumpra. Não é incomum, entretanto, que outros sentimentos estejam escondidos: ciúmes da filha, inveja da juventude ou aparência do genro etc. Acuado com a pressão, o homem acaba não falando o que sente e disfarça a agressão recebida, o que, a longo prazo, pode desencadear reações e danos no vínculo amoroso com a parceira. Se for possível, uma boa saída seria tentar uma conversa de igual para igual com sogro, de acordo com a capacidade de cada um. Caso ele não se sinta confortável para isso, talvez ele precise da mediação da companheira para resolver o problema. Se ela ignora a situação, insistindo que " esse é o jeito do meu pai", o cenário tende a piorar.

Os filhos dela me agridem com os ciúmes deles. Ela diz que isso vai passar, que não preciso me preocupar.

Quando a mulher não ajuda a estabelecer o papel e o peso do homem na família (no caso, na nova configuração familiar), é normal que os filhos do casamento anterior fiquem confusos e exponham o que sentem (às vezes, de forma grosseira, humilhante, agressiva). Ainda que o homem não seja o pai, os filhos precisam entender - por meio da mãe deles - que ele merece respeito e espaço. O posicionamento firme da mãe deve ficar claro para todos. Há um limite na tolerância do homem em relação aos filhos dela. Se a mulher não tem essa postura conciliatória, o homem se sente diminuído, destratado, sobretudo se ele reclama e ouve a mulher se desfazer de suas queixas. Se ela não o confirma e valoriza, buscando um ambiente familiar em que ele se integre com os filhos dela, o relacionamento corre risco de acabar. Seria bom este homem deixar isso claro para a mulher e expor o que sente, não se colocando como inatingível, pois um dia a conta virá.

Ela quer transar o tempo inteiro. Preciso tirar o sexo da cabeça dela.

Quando o homem e a mulher têm ritmos diferentes, é preciso que busquem – com amor, compreensão e limites – um ponto de equilíbrio confortável. Sexo não é só penetração; a proximidade física e o carinho são momentos igualmente importantes e podem ampliar o escopo de encontro desse casal. Se isso não é aceito, o outro pode criar movimentos de oposição que só pioram a situação para os dois. Esse caminho pode ser explorado quando a mulher tem um desejo sexual real, saudável, apenas diferente (na intensidade) do companheiro. Ele pode atendê-la como um serviço prestado, cumprindo fisicamente como uma função devida. Vale atentar, porém, para o que pode estar escondido por trás de um desejo sexual intenso. Algumas mulheres podem associar sexo à aprovação e à aceitação masculina e buscá-lo mais para se sentirem seguras do que por desejo. Querem se sentir atraentes, despertando a volúpia masculina. Assim, quando não são correspondidas, sentem-se feridas, rejeitadas. Nesse caso, é bom que a mulher possa se sentir querida de outras formas além do sexo. É algo que o casal terá de construir conscientemente para que ela se sinta amada e satisfeita, e ele não se sinta em dívida por não conseguir atendê-la. Há casos em que o homem aceita plenamente o papel de satisfazer o ritmo da mulher pelo amor que sente por ela.

Faltam maturidade e cumplicidade da parte dela.

Todo relacionamento exige esforço e investimento de ambas as partes. Este homem sente que oferece maturidade e cumplicidade, enquanto a mulher não oferece o mesmo em troca. Cabe refletir o quanto o conceito dele de maturidade e cumplicidade pode ser diferente do dela, pois muitas vezes as pessoas têm ideias diversas do que significa ser maduro ou cúmplice. Da mesma forma, talvez a mulher tenha necessidades diferentes das dele e valorize outros aspectos do relacionamento, como a confiança, a dedicação ou o compartilhamento da vida financeira. Quando esses aspectos não são satisfeitos, ela pode responder de uma forma que transmita falta de maturidade e cumplicidade. Independentemente disso, quando o homem diz que não existe maturidade e cumplicidade, isso geralmente denota que não existem diálogo e um ambiente acolhedor, ou seja, que ele não se sente considerado. Nesse caso, o relacionamento fica comprometido e é preciso descobrir quais são os nós para que possam ser desfeitos.

**Ela é nervosa, exagerada, cheia de dramas.
Queria que ela fosse mais tranquila e natural.**

Quando o homem volta para casa e encontra uma mulher nervosa, exagerada e cheia de dramas, ele passa a identificar o ambiente doméstico como uma extensão de sua vivência na rua, onde geralmente enfrenta a competitividade e todos os problemas do mundo do trabalho. Quando ele usa a palavra "natural", refere-se ao passado, quando ela era mais condescendente e tolerante. Para que o amor e o carinho possam florescer é fundamental que haja um acolhimento emocional, ou seja, que este homem encontre na casa um ambiente de inclusão. Se a mulher é nervosa, uma das saídas que ele tem é levar a conversa para outro lado, não cair nas provocações e não alimentar o clima ruim. Às vezes, uma brincadeira pode desarmar a postura agressiva da mulher e criar condições melhores para o relacionamento sair da zona de guerra. O bom humor dissolve o conflito. Vale lembrar também que algumas questões como constante destempero e agressividade precisam ser examinadas de perto. Para isso, é recomendada a psicoterapia individual.

Eu imaginava uma esposa que também cuidasse do corpo, praticasse esportes. Quando nos casamos, tivemos uma baita briga porque ela queria parar de estudar e eu queria que ela fizesse faculdade. Ela cursou a faculdade, mas não fez exercícios, praticou esportes, nada... Isso me deixa muito frustrado.

Quando esse homem se casou, ele esperava que a esposa desenvolvesse perspectivas e gostos alinhados com o projeto de vida que ele havia desejado para os dois. Para ele, fazer faculdade e cuidar do corpo seriam formas de investir no relacionamento, de dedicação mútua, de os dois caminharem juntos para algum lugar. De certa forma, quando a companheira não embarca nesse plano, ele sente que ela investe menos na relação do que ele e se sente traído. É importante pensar por que ela não quer fazer esportes ou por que não teve a iniciativa de fazer faculdade, por exemplo. Essa mulher pode ter projetado uma vida diferente da que o marido concebeu para si e para os dois. É natural que, com o tempo, cada um reveja e até mesmo mude seus gostos e planos, mas, para que possam viver de forma mais harmônica, é preciso que entendam e revejam a expectativa do outro e pensem no quanto estão dispostos a ceder e a investir para criar um projeto de vida em comum.

Quero que ela entenda que a perfeição não existe.

A fala desse homem mostra que ele se sente cobrado pela mulher. É bom lembrar que muitos homens já têm um mecanismo forte de cobrança interna. Nesse caso, ele se autoexige com bastante frequência, inclusive em relação às expectativas dela. Ele quer dar conta das necessidades da mulher e, quando ela cobra além do que pode oferecer, precisa pedir um limite nessa demanda. O excesso de cobrança pode colocá-lo numa postura defensiva e desgastar o relacionamento já que nenhum dos dois fica satisfeito – ela por querer que ele faça mais; ele por não dar conta. O homem também pode tornar-se egoísta e mesquinho. Não é incomum pacientes reclamarem que o companheiro é fechado ou fala pouco. Quando a mulher cobra demais, alguns homens costumam reagir dessa forma. Nesse caso, é interessante que se busque um ajuste de expectativas, para quebrar padrões inatingíveis, e que se exercite um clima de relaxamento na vida do casal. Dessa forma, poderão criar uma convivência mais razoável e de aceitação mútua.

Tenho vergonha de dizer, mas ela tem bunda caída, celulite, mau hálito e peito caído. Isso me incomoda muito e tira o meu interesse sexual por ela. No entanto, para ela eu digo que estou cansado, estressado e angustiado com questões financeiras. Digo que não é nada com ela, que ela é linda.

O homem se estimula por meio da fantasia. Ele cria imagens, configura cenas e usa estímulos sensoriais, visuais, táteis, olfativos, auditivos e até gustativos para se excitar. Se está em um relacionamento faz algum tempo, é normal que precise ser estimulado – por meio dos atributos físicos e/ou intelectuais da parceira. Falar dos defeitos dela seria como um ato assassino, pois isso poderia destruir o relacionamento. Quando o homem não fala, mostra que ele não quer que a relação acabe. Uma forma mais delicada de lidar com a situação seria falar do que ele gosta numa mulher, elogiar o cuidado que ela tem com o próprio corpo, sem, no entanto, acusar a parceira. Com essa abordagem positiva, o homem abre espaço para que a mulher entenda as necessidades dele e possa satisfazê-lo. Vale lembrar que a mulher também deseja ser aceita e satisfazer-se. Um relacionamento sexual satisfatório gera benefícios para ambos.

Toda vez que ela explode numa briga, acaba me lembrando muito o meu pai. Gostaria que ela visse as coisas de uma maneira ampliada.

Homens e mulheres trazem em sua bagagem de vida modelos anteriores de relacionamento que deixam memórias emocionais. A experiência com o pai e a mãe, por exemplo, costuma influenciar todas as relações posteriores e é tão forte (e por vezes tão traumática) que pode ressurgir relacionada a outras pessoas, inclusive de sexo diferente. Nesse caso, quando a mulher explode numa briga, uma memória emocional que o homem tinha em relação ao pai explosivo ressurge, e ele entra em contato, por meio da companheira, com uma questão difícil ou não resolvida do passado dele. A psicoterapia é um caminho adequado para este homem identificar e resolver a questão com o pai. Ele poderá perceber que a situação vivida com o progenitor é diferente da que vive com a mulher. Diferente porque os protagonistas são diferentes, assim como o tempo, o lugar e o contexto. Talvez ele até esteja lendo uma explosão na mulher que não existe, quando a confunde com a intensidade expressiva dela. Ou, se há uma explosão que não tolera, reagindo como fazia às explosões do pai.

É difícil eu me abrir com ela. Quando faço isso, sempre vem chumbo.

Uma das lições que o homem menos aprende na vida é se abrir, se expor, falar do que sente. Por ser um aprendizado difícil de antemão, quando a professora é brava (no caso, a mulher) aí fica mais complicado ainda. Para que o homem se abra, ele precisa estar confortável, num ambiente de aceitação sem preconceitos e reservas, no qual não será criticado. Se "leva chumbo", a tendência é se retrair. Por outro lado, descarregar a agressividade nele pode significar que ela está insatisfeita, numa situação-limite. O contexto da relação, ou seja, o clima, o ambiente de convivência e de troca, as nuances do diálogo, as expressões verbais entre eles – tudo precisa ser trabalhado para que o homem possa se abrir e a mulher possa ouvir e entendê-lo como um todo, inclusive com o seu ritmo de exposição. Saber enfrentar sem atacar é uma arte que muitas vezes precisa ser desenvolvida numa relação.

Ela conta coisas íntimas da gente para os outros. Às vezes, na minha frente.

O relacionamento amoroso precisa ser protegido. Quando a mulher o expõe na frente de outras pessoas, mesmo seguindo uma tendência natural dela, o homem se sente traído. Trata-se de uma situação constrangedora para ele e, possivelmente, para quem ouve. Talvez a mulher faça isso porque o canal de comunicação entre os dois esteja fechado. Nesse caso, falar para outras pessoas seria uma forma de expor um assunto e assim obter algum tipo de mediação. Pode ser também uma retaliação dela a algum comportamento dele, mas, independentemente disso, a situação mostra que há uma constante inadequação de tempo e espaço no relacionamento do casal. O segredo e a intimidade são joias preciosas e, para que se deem bem, é preciso abrir o canal de comunicação ou construí-lo de outra forma. Seria importante que o homem ouvisse com atenção o que a mulher tem a dizer e que ela aprendesse a dizer a ele de forma reservada o que lhe é importante.

Nós temos muita intimidade um com o outro. Fica até estranho pra mim.

O nível de intimidade que cada casal desenvolve é pessoal, mas é preciso tomar cuidado para que o excesso não prejudique o relacionamento. Quando é saudável, a intimidade faz com que cresçam juntos, se abram e confiem um no outro, o que é uma oportunidade ímpar. Por vezes, o excesso pode indicar que o homem ou a mulher (ou ambos) estão fechados numa bolha e não investem em outros relacionamentos íntimos. Às vezes, a impressão é de que não há espaço onde um começa e o outro termina. É importante que ambos tenham amigos, que convivam com conhecidos e familiares, enfim, que desenvolvam outras relações que enriqueçam a vida. Quando uma mulher vive somente para o homem e vice-versa, existe a tendência de que isso pese no relacionamento, pois dificilmente alguém aguenta ser o centro da vida do outro, com todas as pressões e expectativas que isso acarreta. É importante amplificar laços, pois transformar o companheiro(a) no melhor amigo(a) cria uma armadilha que aprisiona e esteriliza a diversidade de ambos. Cultivar as amizades assim como exercer a individualidade é um processo importante para realimentar a relação a dois e torná-la mais saudável.

Meu relacionamento está muito pior do que antes.

Nesse caso, deve-se avaliar de perto esse "pior". Os relacionamentos, sobretudo os mais longos, passam por fases boas e ruins. É normal que piorem e melhorem, gerando vários ciclos de movimentação e readaptação do vínculo. Às vezes, pode-se ter a impressão de que a situação está pior por causa de fatores externos. Este homem pode estar, por exemplo, passando por um período emocional ruim ou com problemas no trabalho; a mulher, imersa em indagações existenciais. Não é raro uma situação externa nublar o relacionamento. Às vezes, a tendência é de ver como melhores as coisas que se escuta ou se vê fora do relacionamento, o que influencia a avaliação da vida a dois. Por outro lado, é possível que o relacionamento de fato esteja ruim. Quando não se acha a saída, a tendência é desistir sem encontrar uma porta como caminho. Nesse caso, é preciso fazer o que chamo de "percurso do reencontro": resgatar o passado e dar chance para uma recomposição futura. O homem precisa se lembrar do que era bom no relacionamento, de forma a alimentar o presente com boas memórias e uma postura positiva. Dependendo do caso, a terapia individual ou de casal podem ser boas aliadas, pois ajudam a identificar e a lidar com o que causa o mal estar entre ambos, a lidar com esses fatores e, assim, reforçar os laços do casal.

Quando ela fala de sexo, eu me distancio, sinto claustrofobia.

Para ele, quando a mulher fala de sexo, mexe instantaneamente com sua autoimagem: ele se sente cobrado em sua masculinidade. O que pouco se fala é que, não raro, os homens fazem sexo por causa dessa cobrança e não por causa de um desejo genuíno ou segundo seu próprio ritmo. Socialmente, ainda existe um tabu: não se aceita que um homem não queira fazer sexo sempre ou que ele não tenha um desejo pulsante e viril o tempo inteiro. Muitos homens viram reféns da performance sexual e, quando a mulher cobra, ele se sente fracassado por não cumprir com um papel que, para ele, é importante. É sempre interessante investigar as causas da falta de desejo – ela pode ser normal ou denotar o desgaste do relacionamento. Identificar as expectativas que o homem e a mulher têm em relação ao outro também é um bom caminho para que possam se entender. Muitos casamentos se desfazem quando os parceiros são intolerantes em relação à necessidade sexual de cada um, como se este fosse o único motivo que justificaria ficarem juntos ou se separarem.

Ela tem filhos adultos que me desprezam em todos os encontros, até mesmo nas reuniões familiares íntimas. Falo o que for preciso para agradá-los e me mostro interessado em cativá-los, mas não sou correspondido. Nunca falei isso pra ela diretamente, espero que ela perceba.

O homem precisa tomar cuidado para não lidar de forma superficial com essa situação. Ele se sente desvalorizado e maltratado, e permitir o desprezo dos filhos dela pode, mais à frente, colocar em risco o relacionamento com a companheira. Nesse caso, não adianta forçar a barra com os filhos dela, é preciso cautela e se proteger na aliança com a companheira. Quanto mais velhos os filhos, mais complicada a situação, pois tendem a ter dificuldade em lidar com a rejeição que a nova figura masculina causa, em virtude de valores que os estruturam psicologicamente. Também não ajuda ter dó da esposa/namorada numa postura "coitada, são os filhos dela" e guardar a mágoa, pois corre-se o risco de, mais à frente, descontar a frustração no relacionamento. A saída é buscar a intermediação da mulher para que ele tenha espaço e possa conviver de forma sustentável dentro da família. Se, por sua vez, essa mãe não se posicionar claramente e com autoridade em relação aos filhos, ela estará abandonando a relação conjugal.

Depois do casamento minha libido despencou. Gosto mais de me masturbar.

A queda da libido é natural no decorrer do casamento e, mesmo quando não se é casado há muito tempo, a relação pode cair na rotina. Gostar de se masturbar é normal, pois a masturbação é simples, livre de cobranças e da "obrigação" de agradar. Além disso, o homem pode dar curso livre à fantasia e imaginar-se com quem quiser, da forma que quiser. A prática só é um problema quando vira uma compulsão. Se na relação sexual o homem está preocupado apenas com a performance, o sexo pode virar uma fonte de muita angústia e pouco prazer. Nesse caso, ele pode buscar a satisfação na masturbação e até preferi-la ao contato íntimo com a mulher. Possivelmente, o casal precisa recuperar a proximidade e o prazer de ficarem intimamente juntos sem tanta cobrança e expectativa. É preciso entender também que o tempo de convivência faz com que tanto o homem quanto a mulher precisem de mais estímulo para a excitação. Permitir-se o prazer a dois também requer um aprendizado constante, com reciclagem e descobertas inovadoras.

Eu me sinto paralisado, não consigo conversar com ela.

Para alguns homens, pode ser difícil promover o diálogo. Eles tentam, mas é como se falassem uma linguagem diferente da da mulher. Às vezes, o homem abre a boca com a melhor das intenções, mas o jeito de se expressar fere as suscetibilidades da companheira. Daí surge a briga, alimentada pelos desajustes do casal. Não raramente, surgem assuntos não relacionados ao tema inicial, que voltam por não terem sido esclarecidos anteriormente. Se o relacionamento está desgastado, o homem pode acabar se calando, na tentativa de não esgarçar ainda mais os ânimos. Ou pode se calar por não conseguir encontrar uma saída, por estar paralisado. Às vezes, quando o homem diz que "está paralisado", ele quer dizer que se sente acuado pela mulher. Sobra para a mulher só o lugar da que persegue, acusa e pressiona. Nesse caso, seria importante o casal permitir um ambiente de trégua, agradável e sem tensões, desconstruindo esses papéis estereotipados. Valem até combinações divertidas como inverter as posições de quem decide e dirige as atividades, para que o diálogo possa acontecer, com o tempo, de forma natural.

Eu não queria ir para o motel. Quando chegamos lá, parecia que estava transando com uma amiga. Foi formal e estranho.

Socialmente, "ir para o motel" é encarado como um exercício de liberdade e erotização. Teorias biológicas mostram que os seres que praticam sexo se adaptam mais rapidamente ao meio ambiente promovendo mutações benéficas. Assim, além de acelerar a nossa capacidade de adaptação, traz (ou deveria trazer) uma sensação de prazer especial. O que acontece é que, às vezes, o homem pode levar a mulher ao motel não porque queira ir, mas porque se sente compelido a cumprir agenda e desempenhar esse papel, além de buscar lá uma experiência diferente da que tem em casa. Um comportamento mecânico pode deserotizar e distanciar os dois. Querer mudar a rotina não é um problema, desde que haja desejo genuíno do homem e da mulher. Quando é uma imposição, um papel a cumprir, um "faz tempo que a gente não vai", ir ao motel soa forçado, daí a impressão de estranhamento e formalidade. A imposição de uma situação impede o casal de refletir se buscam o motel porque falta algo no relacionamento cotidiano.

Tenho tantas dificuldades com ela que, sinceramente, acho que não teria outra mulher ou família.

A convivência do casal está tão pesada que esse homem pensa até em desistir de ter outro relacionamento. Ele sente que não consegue mais investir na história e se impõe ficar onde está e com a mulher; o desgaste é tanto que ele tem a impressão de que não haverá sequer energia para outra companheira mais à frente. Por outro lado, afirmar que não teria outra mulher ou família pode indicar que ainda não tenha desistido das atuais. O seu mundo emocional interno ainda está voltado para elas, mesmo que ele esteja extenuado. De qualquer forma, os dois parecem envolvidos nas próprias dificuldades, sem enxergar caminhos para seguir adiante. É como se ambos estivessem se afogando e, ao tentar salvar o outro, ninguém se salva. Em situações assim, o aconselhamento profissional pode ter grande valia, pois ajuda a ampliar o potencial afetivo de cada um e propicia interações difíceis de ocorrer.

Perdi meu senso de masculinidade com as cobranças constantes de perfeição e o jeito determinado e rígido dela. Abdiquei de tudo para conseguir ficar com ela.

Esse homem não consegue expressar sua insatisfação para a mulher. Sem voz, sente sua masculinidade definhar. É importante que ele abandone o papel de "bonzinho", tome atitudes fortes e se coloque na relação. Abdicar de tudo (sobretudo da masculinidade e do empoderamento que a voz propicia) não é uma escolha saudável, pois, à frente, ele e a mulher se sentirão frustrados. Num relacionamento simétrico e equilibrado, homem e mulher precisam ter voz. Esse homem não pode se pautar pelo que ela quer que ele execute. Da mesma forma, ela não pode agendar os passos dele. Precisar batalhar o tempo inteiro para ser ouvido e considerado é sinal de que o vínculo entre eles não contempla a vontade dos dois, ou seja, não é fruto de uma elaboração conjunta, mas de imposição de um lado e aceitação do outro. Se a mulher não percebe que o emudece, também não terá contato com a sua paralisia e, consequentemente, não perceberá a ausência dele do vínculo amoroso.

Terminei o namoro! Que alívio! Eu tentava ficar em paz, mas era impossível. Eu nunca a traí, mas ela tinha traumas de namoros anteriores; controlava a hora em que eu chegava em casa. O mais importante para mim é que vejam que sou honesto.

Esse homem precisava ser visto como honesto. O problema é que, refém das memórias de relacionamentos anteriores, a mulher o tratava como infiel e insistia em não confiar nele. Não o enxergava, projetava seus fantasmas nele. Brigas intermináveis, misturadas aos problemas de cada um, chegaram a um nível intolerável para ele. Às vezes, o homem percebe esses traumas e insiste no relacionamento na esperança de mudar essa visão distorcida da companheira, de provar que o homem – ele – pode ser honesto, diferente. Passa a ser um desafio, além da humilhação, provar a própria honestidade. Quando percebe, porém, que o esforço é vão, termina o relacionamento. O alívio acontece porque ele não tem que convencer ninguém de quem ele é, não precisa mais lutar com a imagem distorcida que a companheira tinha e não precisa mais se esforçar para fazer a história dos dois dar certo.

No começo era só pegação. Ela era gordinha e eu nem me importava. Daí começamos a namorar e ela me pediu para respeitar o espaço dela. Eu ia buscá-la todo dia no trabalho. Então terminamos e ela voltou com o ex. Foi difícil eu me libertar, até cheirei cocaína. Saía com duas mulheres ao mesmo tempo e nem usava camisinha. Precisei ser filho da puta, não assumi compromisso com ninguém por meses.

O coração dele foi partido. Esse homem vivia anteriormente uma vida sem compromissos e, ao envolver-se, abdicou dela para se relacionar com essa mulher. Quando ela voltou com o ex, ele ficou com raiva de si mesmo por ter se entregado afetivamente e passou a atacar o amor que sentia por ela por meio de um comportamento desregrado. Transar sem camisinha e cheirar cocaína denotam uma atitude destrutiva, uma autopunição por ter acreditado no amor. Se analisarmos mais detidamente a fala dele, veremos que, desde o início, essa mulher já sinalizava que queria espaço e, ainda assim, ele a buscava no trabalho todos os dias. É importante ler adequadamente o outro para conhecer suas expectativas antes de se jogar de cabeça. Ainda assim, há riscos, pois nenhum relacionamento vem com a garantia de dar certo. De qualquer forma, o homem precisa refletir e entender que não é porque teve uma experiência ruim que não pode mais acreditar no amor. O arrependimento que sente por ter se envolvido e a raiva que ainda tem dela precisam ser elaborados para não ficarem imersos numa atitude de autoagressão (com comportamento de risco para a saúde) e para que restaure o potencial de amar novamente.

Não consigo parar de chorar. Ela me pediu para não ligar e, apesar de muito triste, decidi não ir atrás. Ontem vi uma foto em que ela estava feliz. Não sou quem eu gostaria de ser, finjo que sou mau quando, na verdade, gostaria de ser mais leve. Tenho ciúmes, saudades. Tento não falar com ela, mas tenho medo do futuro.

Ele gosta dela, mas tem dificuldade em demonstrar. Correr atrás soaria como uma pancada no amor-próprio, então esse homem abre mão de expressar o que sente e se esconde numa postura de mau. Ele diz que gostaria de ser mais leve, ou seja, exercer outro tipo de postura no relacionamento. Esse homem é bastante sensível, mas não se sente confortável com isso. O medo do futuro é fruto tanto do medo de ficar sem essa mulher, como de entrar em contato com esse lado que ele vê aflorado quando não a tem consigo. O que ele nutre por ela não é o que ela percebe. Lidar com a sensibilidade pode ser difícil para muitos homens, que são ensinados – ainda hoje – a não chorar, a não sentir. Para alguns, expor, demonstrar é ainda mais complicado. Só no Brasil estatísticas indicam que cerca de 30 pessoas se matam todos os dias. O Centro de Valorização da Vida (CVV) atende um milhão de chamados por ano. Temos neste depoimento um alerta a ser valorizado. Talvez ele precise passar por um processo de autoconhecimento e de autoaceitação para entender que tipo de homem quer ser e como concretizá-lo nos próximos relacionamentos.

Não bebo há cinco anos e a minha diversão é jogar dominó e baralho lá no boteco (mesmo com isso ela implica). Ela não aceita a minha família e sinto falta da minha mãe e da minha irmã. Ela luta pelo casamento, mas as coisas continuam ruins. Eu só queria que ela fizesse um jantar hoje.

O casal batalha, mas há algo errado na forma como tentam recuperar o relacionamento. A mulher tenta restringir a vida dele ao máximo: não dá espaço para o homem respirar e o afasta do convívio com a família dele. Ele, por sua vez, se sente acuado e vê seus desejos desvalorizados. Seria interessante que esse casal pudesse se olhar e entender por que o relacionamento é tão difícil. A mulher é insegura? O homem pode estar fazendo algo que a deixe assim? Por que não existe um ambiente agradável em casa? Se eles insistem no relacionamento sem identificar os problemas, a tendência é de que a convivência ou piore ou não saia do lugar. Da luta passam à batalha, que, por sua vez, vira uma guerra. Pitágoras fala que a civilização começa a partir do pão, quando o homem (os mageiros, no século 168 A.C.) transforma a natureza e instala um ato cultural que corresponde a um ato físico de sobrevivência. Ao comer, nós nos apropriamos de uma cultura. Quando o homem diz que só queria que ela fizesse um jantar, ele demonstra o quanto baixou suas expectativas, mas com um profundo valor simbólico da aproximação e aceitação entre os dois. O jantar seria uma forma de alterar positivamente a sobrevivência, a balança do relacionamento, uma forma de dar um respiro, uma sobrevida. De certa forma, esse homem entende que é preciso criar um ambiente mais agradável. Ele só precisa se conscientizar, entretanto, de que será necessário mais reflexão do que jantares para que os dois possam transformar o relacionamento.

Eu me afasto dela. Também queria amar, beijar, abraçar, mas sinto que há algum tipo de armadilha quando ela me chama.

Ele quer se relacionar, mas sente que não pode confiar na mulher. Cabe a ele refletir: o que o leva a ter essa desconfiança? Ela faz sentido ou tem a ver com alguma imagem distorcida que ele tem dela? Às vezes, a insegurança masculina pode fazer com que o homem desconfie da companheira, mesmo sem motivos. É como se houvesse uma afirmação interna, "ela não pode me amar", que o faz se retrair e não acreditar no relacionamento. Ou percebe-se manipulado por ela. Por outro lado, a mulher que vive uma relação e tem a chance de identificar isso, também precisa se perguntar: por que esse homem está inseguro? Será que, de alguma forma, ela tem atitudes que minam o relacionamento? Na minha experiência de mais de quarenta anos como psiquiatra e nos milhares de horas de sessões de psicoterapias nesse tempo, a desconfiança das mulheres em relação aos homens é lugar-comum. Na maioria das vezes, elas têm dificuldade em confessar isso e eles, em perceber.

Vou tentar me desarmar da agressividade. Com esperança e fé vou conseguir tratá-la bem!

Essa tarefa requer bem mais do que fé e esperança. Reconhecer a própria agressividade é um bom passo, mas, às vezes, só reconhecê-la não é o suficiente. A terapia individual é um bom caminho para entender e lidar com ela. Às vezes, questões internas mal resolvidas – tanto do homem quanto da mulher – podem afetar o relacionamento a dois. Esse homem assume que a sua arma é ser agressivo com a mulher. Antes de tudo, precisa localizar por que a utiliza para viver essa relação que deveria ser de amor. Depois, identificar os momentos e as ações que o colocam em posição de ataque. Vêm de fato dela ou há medos que ele tem que o ameaçam? Nesse caso, a ajuda do terapeuta pode ser fundamental para que ele identifique a agressividade, saiba de onde ela vem, como se manifesta e, a partir disso, possa aprender a fazer escolhas mais saudáveis em relação à vida e aos relacionamentos.

Ela parece uma mãe: me sufoca, me educa, critica meu jeito de comer, a forma como me comporto com os amigos e me cobra para fazer o que ela quer. Eu me sinto prisioneiro, sem espaço, mas não me vejo sem ela.

Alguns homens sentem verdadeiro pavor de ficar sozinhos e, por causa disso, às vezes perpetuam relacionamentos que já não lhes trazem satisfação. Vivem em uma câmara de compressão. Esse medo pode esconder insegurança, dúvidas sobre si mesmo e dificuldade em lidar com a solidão. Uma boa pergunta que esse homem pode se fazer é: Preciso da relação com essa mulher ou de qualquer relação para me sentir seguro? Se responder que precisa de qualquer relacionamento, fica claro que estar acompanhado – independentemente por quem e de que forma – é um valor em si. Muitas vezes, o homem prefere a companhia da "patroa" a ser "patrão" da própria vida. Uma mulher forte precisa também de um homem forte. O posicionamento como homem forte vai mostrar os limites da estrutura da sua personalidade. Se ele assume o papel de ser educado e passivo, se cede a esse comportamento da mulher, acaba desenvolvendo com ela uma relação de mãe e filho. Nesse caso, a dependência que sente em relação a ela se acentua, assim como a sua falta de liberdade. No fundo, ele sabe que há um desequilíbrio da condução do relacionamento e acaba se sentindo em uma prisão, mas que o protege de sua sensação de insuficiência.

Eu ia terminar o namoro, mas ela chegou machucada e tive que ajudá-la porque ela tinha quebrado a perna e não podia colocar o pé no chão.

Tomar uma decisão nem sempre é fácil e, dependendo da situação, pode gerar culpa. Executá-la mais ainda. Se a pessoa com quem se vai terminar fica numa situação de fragilidade, as coisas podem se tornar um pouco mais difíceis. Muitos têm em mente que um homem que se dá ao respeito não pode abandonar uma mulher quando ela precisa dele fisicamente e, às vezes, até emocionalmente. Esse é um valor social estabelecido e que tem a ver com a imagem do que é ou não "ser um homem". A culpa que ele sentiria se terminasse com a mulher num momento em que ela precisa dele arrefece – ao menos momentaneamente – a vontade que ele tem de terminar. É uma situação normal, mas vale atentar para a postura da mulher. Acidentes de fato acontecem, mas não é incomum uma das partes do casal colocar-se em situação de vítima quando sente que o outro quer terminar. É uma maneira de manipular o relacionamento para adiar e tentar reverter a decisão do outro. A dica para situações de decisão difícil é ampliar as opções, abrir as possibilidades e daí fazer a peneira para optar pelo melhor.

Tudo que faço dá errado: estou solteiro e não consigo namorar; encontro alguém e não tenho saco para continuar.

Esta fala mostra que os relacionamentos vividos por esse homem lhe deixaram uma impressão negativa. Muitas vezes, os traumas de relações anteriores podem gerar defesas. Esse homem – por causa de traumas do passado – acaba repetindo um padrão de comportamento em que sabota a possibilidade de amar e ser amado. Quando está solteiro, sua busca não concebe um namoro; quando está com alguém, perde a disponibilidade de continuar. Isso mostra que há medo de se relacionar e dificuldade em se mobilizar para os novos relacionamentos sem que esse movimento seja contaminado pelas experiências anteriores ruins ou pela perspectiva de viver aprisionado e perder os benefícios da solteirice. Possivelmente, esse homem precisará identificar o porquê dessa postura. Se um relacionamento é buscado e vivido com os olhos distorcidos do passado, não há como florescer. São inúmeras interferências que dificultam a entrega afetiva.

Eu me sinto passado para trás. Ela teve um caso com o cunhado dela enquanto namorávamos. Eu tinha ido estudar fora e recebi a notícia de que seria pai. Casamos. Só hoje, muitos anos depois, ela me revelou que a criança não é meu filho. Agora estou mais velho, não tenho essa opção, mas, se ela tivesse me dito a verdade, podia ter escolhido se queria me casar. Quando fui à maternidade, percebi algo estranho e cheguei a pensar que meu filho não se parecia comigo.

Existem dois relacionamentos implicados nessa situação delicada: o do homem com a esposa e o dele com o filho. Analisando a fala, fica claro que, se ela tivesse falado a verdade na época, talvez ele se casasse com ela da mesma forma, ou seja, talvez relevasse a traição. Isso mostra que era um relacionamento importante para ele e, depois de tantos anos, talvez ainda seja. Ele tem um casamento, uma vida familiar e uma história que o acompanhou até os dias atuais. O que esse homem precisa pensar é se quer continuar com a companheira depois da revelação e, para isso, será preciso avaliar todo o relacionamento, tudo o que construíram juntos, sem focar exclusivamente na mentira. Se ele quiser, precisará elaborar o passado, enquanto exercita o foco nos momentos bons. A traição trouxe um filho que, apesar de não ser biológico, é filho (pois foi criado como tal), e um casamento duradouro. Só ele poderá definir o peso dessa revelação na vida familiar.

Minha ex trabalha comigo. Terminamos e, com a ajuda de medicação, consegui tocar a minha vida sem tantas neuras e pensamentos negativos. Resolvi trabalhar muito e manter a relação com ela no âmbito profissional, mas estes dias voltei a pensar nela e em tudo o que ela aprontou comigo.

A medicação, dependendo do caso, pode ajudar a lidar com determinadas situações, mas é importante que seja aliada à terapia para que questões mal resolvidas não fiquem submersas, embaixo do tapete. Além da medicação, esse homem usa o trabalho como estratégia para ficar bem, mas, nesse caso, é possível perceber que trabalhar demais apenas mascara a situação e o distrai de sentimentos e vivências que ainda não foram elaborados adequadamente. Tudo torna-se mais difícil, já que o convívio diário profissional não permite que ele utilize a distância física para seguir em frente. É importante identificar o que sente, refletir e elaborar as situações traumáticas, do contrário elas podem se transformar em fantasmas que assombrarão a vida desse homem.

Ela começou a me rejeitar: não me chama quando vai jantar, tem me desprezado, briga por coisas bobas e reclama dos meus filhos. Ela quer que a gente se mude para um apartamento melhor – eu, ela e o filho dela. Acho que ainda não é a hora.

Esse homem está com o pé atrás. A mulher não se dá bem com os filhos do primeiro casamento dele e ele valoriza seu papel de pai a ponto de começar a refletir se vale a pena levar o relacionamento com a mulher para outro nível. Ao mesmo tempo, ela quer que ele tenha uma boa relação com seu filho, já que deseja que os três morem juntos. É uma situação delicada, pois, quando o homem e a mulher têm filhos de relacionamentos anteriores, a forma como os novos parceiros se relacionam com eles pode ser decisiva para o sucesso do segundo casamento. Essa história me remeteu ao cenário mítico do Celacanto, peixe abissal, que carrega a crença de que, quando aparece, provoca um maremoto, lindamente retratada na obra *Celacanto provoca maremoto* de Adriana Varejão exposta em Inhotim, Minas Gerais. Nessa situação, possivelmente a mulher percebeu que o homem está reticente em morar com ela e o filho e, por isso, começa a rejeitá-lo. A segurança de cada um fica atrelada ao que já percebem a priori e os dois têm uma enorme dificuldade para conciliar seus projetos. Isso passa por fatores econômicos, relação com os futuros enteados, aceitação da história anterior de cada um etc. Ambos precisam entender e construir a dinâmica dessa nova família para que uma parceria amorosa seja viável.

Fomos para a praia no fim de semana com os amigos dela do exterior, e ela estava mais carinhosa e atenciosa. Quando eles foram embora, ela voltou a me ignorar e se afastou completamente. Ela insiste em dizer que não vai ficar com um homem casado, mas não posso fazer uma separação oficial por causa da empresa.

Os limites de compromisso de ambos devem ser levados em consideração nesse caso. Se esse homem está decidido a não se separar judicialmente, é importante que ele não dê falsas esperanças à mulher. Tanto homens como mulheres podem estar atrelados a casamentos anteriores, e a condição do compromisso que podem assumir tem esse limite. Talvez a expectativa de que ele se separe esteja na cabeça dela, mas existe a possibilidade de que ele, de alguma forma, a alimente. Ao se aproximar dele na presença dos amigos, a mulher demonstra a importância de se sentir assumida; quando ela se afasta, fica claro que tem mágoa e que não se sente confortável por ele ser oficialmente casado. Ela também terá de analisar o próprio limite nessa situação e ajustar ou não as expectativas ao relacionamento. Ele não está jurídica e patrimonialmente tão livre como ela espera. Ela não se sente segura com ele a partir dessa conjuntura de vida. Ambos estão revelando os seus limites – faltam ainda passos que determinarão a viabilidade da relação.

Quero uma mulher que não me traga desconfiança em relação ao dinheiro.

Seria bom que esse homem conseguisse identificar por que teme ser explorado. Ele tanto pode ter esse medo por causa de uma experiência traumática anterior com uma mulher aproveitadora, quanto pode trazer isso de sua vivência familiar. Em ambos os casos, os relacionamentos atuais podem acabar contaminados por uma desconfiança infundada. O homem precisa refletir sobre a origem de seu medo, para que, se for o caso, possa deixar de projetá-lo em suas relações amorosas. A sensação de ser explorado economicamente tem levado homens a rejeitar mulheres que mostrem algum indício de que irão nesse caminho. Da mesma forma, rejeitam mulheres que se sentem ultrajadas se um homem sugere que partilhem as contas. Outras, por sua vez, são tratadas como funcionárias, sem direito a um patrimônio que foi construído antes de "sua chegada". Essa mistura entre a vida econômica e a afetiva pode gerar atitudes perversas em alguns homens.

Eu estou bem sozinho. Fico mais isolado e, tirando ficar com meus filhos, qualquer atividade é totalmente desinteressante.

Sentir-se bem sozinho é importante. Num primeiro olhar, esse homem parece mais bem preparado para, se quiser, escolher futuramente uma companheira, pois sua escolha não se dará por uma necessidade impulsiva. Ele poderá se colocar melhor, sem tantos disfarces. Por hora, dirige os recursos que tem ao relacionamento com os filhos. Por outro lado, a fala dele pode indicar medo de se relacionar ou mesmo um quadro depressivo, ligado a uma visão pessimista em relação ao próprio futuro afetivo. Esse homem precisará olhar de perto – de preferência, com ajuda da psicoterapia – para si, de forma a entender se esse isolamento é momentâneo e saudável ou se é sintoma de cicatrizes mal curadas que podem adoecê-lo. A liberdade de ficar só pode indicar uma importante descoberta, mas também é necessário avaliar se não é uma aliança com o fracasso. Não existem regras. Dizem até que as redes sociais tornam as pessoas egocêntricas e solitárias, mas em um estudo da College of London denominado "Por que postarmos" chegou-se à conclusão de que as pessoas usam a internet para estreitar seus laços com familiares e amigos, o que iria contra a teoria de que a rede incentivar apenas o individualismo.

A minha namorada não me ligou no réveillon e ainda deu bola para o cara que a xavecava. Não consigo tirar isso da minha cabeça.

Existem fatos que voltam à lembrança, sobretudo em momentos de crise. Se algo ruim acontece e não se conversa ou se faz algo a respeito, é como se passasse uma demão de tinta por cima e, na hora do atrito, a camada arruinada viesse à tona. Alguns homens também tendem a viver e a buscar o sofrimento, mesmo quando as coisas estão bem, quando, teoricamente, uma situação foi dada como "página virada". Isso acontece quando o relacionamento é baseado numa estrutura que traz insegurança, o que faz com que o homem se sinta preterido e agredido com fatos passados. É preciso exercitar o diálogo, pois é importante que esse homem consiga se expressar claramente e de forma equilibrada para poder fortalecer a relação. Da mesma forma, a mulher deve ouvi-lo, entendê-lo e respeitá-lo, pois, do contrário, o relacionamento fica aprisionado. Conhecer o que ficou guardado dentro dele pode ser uma tarefa hercúlea, mas essas declarações dão pistas sobre questões importantes para esse homem. A partir dessa fala, ele pode tanto se libertar da mágoa, quanto usá-la para afirmar que o relacionamento não dá certo para ele.

Ela é santista roxa e vai a todo jogo de futebol. Eu torço para o Corinthians, mas não da forma como ela torce. Isso me incomoda, é como se ela se comportasse como um homem, dentro do estádio e fora dele.

Parece que essa mulher prioriza o futebol. Frequenta mais que o parceiro e, por isso, ele se sente preterido. Na concepção dele, essa atitude é vista como masculina e, então, ele se perde do "feminino" nessa mulher. Talvez, ela simplesmente não tenha o perfil que ele gostaria em uma companheira – é bom lembrar que aquilo que incomoda uma pessoa não necessariamente incomodará todas. Se ele percebe que ela não se encaixa no que ele espera de uma mulher e que a questão do futebol é realmente um entrave, talvez o caminho mais sábio seja a separação. Outra possibilidade é conversar com ela, falar da importância do tempo juntos. Tem gente que lida com algumas vertentes da vida de forma tão arraigada – e isso pode ser um time, uma religião etc. –, que não percebe que prejudica o convívio com as pessoas ao seu redor. Os preconceitos desse homem podem estar tão arraigados, que talvez ele não consiga respeitar as diferenças e que elas, na verdade, virem uma barreira intransponível ao relacionamento. Não tem jeito: uma discussão conceitual nem sempre supera os abismos entre duas pessoas que, nesse caso, se expressam pelo futebol e as implicações nos parâmetros do masculino e feminino para ele.

“Não me esqueço dela, ela foi o meu grande amor.”

Quando o homem se envolve profundamente, isso fica marcado. Registram na memória as lembranças dos mais significativos momentos da sua história amorosa e a deixam em algum lugar que pode ser mais ou menos acessível para ele – depende de poder usá-la ou não. Ele guarda esse sentimento como um parâmetro, e isso é positivo quando o confirma como uma pessoa capaz de desenvolver uma relação amorosa especial. Quem viveu um grande amor tem mais instrumentos para encontrar outras experiências afins, pois usa o sentimento do passado como bússola para a própria felicidade. É preciso apenas tomar cuidado para que o parâmetro de um sentimento tão intenso não o faça desmerecer os relacionamentos posteriores. Idealizar um sentimento e um relacionamento do passado, usando-o como medida comparativa pode trazer frustração e infelicidade no presente. Descobrir as diferentes faces do amor dá mais chances de abarcar a enorme possibilidade de conhecer-se como amante.

Zerei o relacionamento. Disse para mim mesmo: Chega desse amor.

É comum que as pessoas façam um balanço do relacionamento mas homens têm uma familiaridade específica em contas, mesmo sendo na esfera afetiva. Se o homem diz que "zerou", ele quer dizer que decidiu não investir mais na relação. Isso acontece porque a balança do relacionamento se desequilibrou, ou seja, para ele, não vale mais a pena, ele foi até a última operação possível. Muitas vezes, o homem insiste em uma história por causa de um padrão de insistência, por não querer desistir. A necessidade de que dê certo baseia-se nos parâmetros mais variados: sexo, família, profissão, dinheiro etc. Ele passa por cima das insatisfações com a crença de que obterá os frutos mais à frente, isto é: a somatória dará "lucro". Alguns relacionamentos se estendem anos por causa disso, e não porque ambas as partes estão satisfeitas. É importante saber pesar o relacionamento e entender o momento certo de desistir. Nesse caso, quando ele confrontou o balanço do investimento, realizou o prejuízo que lhe provocou e "fechou para balanço".

Não confio nela. Transamos e achei falso.

Esse homem sente que a mulher finge durante o ato sexual, percebe uma atitude performática da parte dela. Isso pode acontecer por causa de alguns fatores. Com a informação de que a mulher teve muitos parceiros, o homem pode se sentir menos especial para ela quando a percebe comparando-o ou até mesmo conectada emocionalmente com outro que não ele. Ou talvez ele tenha tido decepções em relacionamentos anteriores e, por isso, esteja inseguro. Precisa de uma confirmação naquele momento, o que não acontece. Outra possibilidade é que a vida sexual dos dois tenha se iniciado de uma forma abrupta, sem que houvesse aumento gradual da intimidade. Isso ocorre quando o ato sexual vem antes da apresentação da essência de cada um. Às vezes, a mulher não tem ideia do que o homem espera dela e assume uma postura excessivamente ativa para ele com a intenção de agradá-lo quando, na verdade, o afasta. O trabalho da intimidade é crucial para que ambos possam se sentir confortáveis e conectados.

A história não está morta, mas não falo disso com ninguém.

Não se enterra um relacionamento no dia seguinte em que ele morreu. O processo pode levar um bom tempo e é preciso identificá-lo, respeitá-lo e vivê-lo. A vivência de um término não é tão facilmente identificável. Sofre uma série de disfarces, o que chamamos de defesas psicológicas, para não entrar em contato diretamente. É preciso fazer a elaboração interna, deixar o tempo fazer seu papel. O fato de ele não falar sobre o assunto pode significar que ainda não chegou o tempo interno de falar. Ele pode guardar para si até encontrar o espaço afetivo seguro para expô-lo ou até estar em outro relacionamento e mostrar indícios de que o relacionamento anterior não foi elaborado. Cada pessoa tem seu ritmo e um acompanhamento psicoterapêutico pode ajudar, pois o terapeuta poderá, junto com o paciente, identificar se existem entraves, lesões residuais, ou se o processo acontece da forma natural.

**Estou me sentindo fraco, incompetente.
Acho que não fui o que deveria ter sido para ela,
deve ser por isso que deu errado.**

O saldo desse término traz uma sensação de incompetência. É importante o homem olhar para o que aconteceu, buscar as raízes mais profundas das dificuldades. Quem é fraco pode procurar se fortalecer; quem é incompetente, pode buscar como se tornar capaz. Outra coisa que deve ter em mente: tanto ele quanto a mulher foram responsáveis pelo relacionamento, e não apenas ele. Talvez ele se sinta incompetente por entender que deveria cumprir determinada "função" no relacionamento. Internamente, pode ter ficado o registro de que sua função era manter a relação funcionando bem, atendendo a parceira e deixando-se em segundo plano para não ser visto como egoísta. Ocorre que nem sempre atender ao outro é garantia de que o relacionamento será para sempre. A reflexão tende a tornar esse homem mais forte e preparado para os próximos relacionamentos.

Tem um paradoxo acontecendo: estou ganhando muito dinheiro, mas ando cada vez mais triste.

Quando o homem coloca uma frase como essa no contexto do relacionamento a dois, ele mostra que ganhar muito dinheiro fazia parte das expectativas da companheira em relação a ele. De alguma forma, ele acreditava que cumprir as expectativas dela seria algo positivo e que traria harmonia e tranquilidade à vida do casal. Acontece que, quando as expectativas são vazias de conteúdo emocional que alimenta o vínculo afetivo, a tristeza aparece como se estivesse desnutrindo. Apenas cumprir a expectativa alheia sem alinhar-se com os próprios desejos e incluir um retorno afetivo faz com que a pessoa corra o risco de se sentir desconsiderada. É importante que esse homem saiba o que deseja para si e que essa mulher entenda o limite de sua expectativa. Ambos precisam entrar em consenso para estabelecer um projeto de vida viável e satisfatório para ambos.

Vou deixar a minha esposa, mas me sinto culpado. Ela é ótima companheira, cuida da casa e dos filhos muito bem. Fico preocupado com o que vai acontecer com ela.

Esse homem traz um modelo de família e de casa que possivelmente foi muito valorizado pela própria mãe. Ele aprendeu que a maternidade dedicada, assim como a família unida, têm alto valor intrínseco e sente-se culpado ao "quebrar" essa estrutura. A mãe incutia nele a ideia de que deveria valorizar esses aspectos acima dos outros, então quando ele toma uma atitude para frustrar esse modelo é como se estivesse frustrando também a mãe. Ao decidir pela separação, ele coloca seus sentimentos e necessidades em primeiro lugar e estabelece outros caminhos para a vida, mas, emocionalmente, fica preso a sua visão como filho. Será preciso entender e se conciliar com o próprio passado para elaborar a culpa e conseguir seguir adiante.

Ela me perguntava diretamente quanto eu ganhava e eu ficava constrangido e não respondia. Media indiretamente quanto dinheiro eu tinha. Só depois de um tempo, percebi que ela ficava computando quanto eu gastava. Paguei muitas viagens para o exterior e, mesmo assim, ela ainda me chamou de mesquinho.

O potencial econômico de um dos parceiros pode gerar expectativas no outro. Esse homem estabelecia limites para manter seus próprios parâmetros de compartilhar o que tinha, mas ela queria mais, mesmo com uma condição econômica bastante confortável. Quando foi chamado de mesquinho, percebeu que não poderia suprir as expectativas dela e que estava diante de um impasse. Existem mulheres que acham que têm crédito infinito com os homens e existem homens que se sentem devedores eternos. Outros têm dificuldade em suprir por terem passado por experiências abusivas anteriormente. O importante é perceber o tanto que se quer e se pode dar (no caso do homem), quanto a tolerância em não receber tudo o que se quer (no caso da mulher). Respeitar os próprios limites é fundamental para se proteger, pois essa área é fértil para provocar enormes ressentimentos.

EU, MULHER, FALO

Ele está distante sexualmente e eu me sinto rejeitada.

A autoestima é construída tanto pelo sentimento interno que a pessoa tem em relação a si quanto pelo olhar do outro. Quando o parceiro demonstra interesse sexual, de certa forma ele confirma a graça e a "competência" (do outro), fortalecendo seu amor-próprio. Com a mulher ocorre especialmente essa sensação de não agradar, de não ser atraente, de não ser suficiente como mulher para ele. Atinge diretamente a sua feminilidade. É importante que essa mulher abra espaço para que ela e o parceiro descubram por que esse distanciamento sexual aconteceu. Os relacionamentos costumam passar por fases de maior ou menor interesse sexual, mas se o distanciamento já dura muito tempo, a ponto de esgarçar emocionalmente a relação, é preciso investigar os motivos. Falta disponibilidade de ambos? O sexo caiu na rotina? Algum fator externo tem se sobreposto à vida do casal? É comum que o homem não queira tocar diretamente no tema, mas ambos precisarão encontrar uma forma de refletir e examinar melhor o caso para que possam construir novamente o caminho do encontro.

Guardo ressentimentos e não falo nada.

No Ocidente – e mesmo no Oriente – existe a cultura implícita de que a mulher precisa se resignar e suportar as adversidades em silêncio. Nos dias de hoje, à parte de todas as mudanças, a revolução sexual e o feminismo, essa premissa pode persistir mesmo que veladamente. Muitas mulheres sentem-se mártires ao agir de tal forma, como se fossem as únicas responsáveis pela manutenção do relacionamento. Mas essa escolha geralmente cobra um preço alto. Há pessoas capazes de elaborar seus ressentimentos internamente; outras envenenam a si mesmas e ao relacionamento. Quando isso ocorre, a mulher cria um antagonismo à relação que permeia atitudes muitas vezes destrutivas no vínculo afetivo. De qualquer forma, falar do que incomoda é uma oportunidade de colocar para o outro os próprios sentimentos e confiar que irá acolher aquilo que é dito, estabelecendo uma via importante de comunicação. Muitas vezes, a mulher não expõe o que sente pois não confia na habilidade e disponibilidade do parceiro. Em outros casos, acredita internamente que não merece ser ouvida, principalmente se tiver sentimentos de inferioridade.

O relacionamento está chato. Sou jovem, ele precisa dar um jeito.

Hoje em dia, o nível de tolerância nos relacionamentos tem caído consideravelmente. Ninguém quer ficar numa relação que não satisfaz, mas é preciso olhar mais de perto essa questão. Apesar de existir a fantasia – tanto da parte de muitos homens quanto da de muitas mulheres – de que o parceiro deve satisfazê-la(o) completamente, isso não é realista. A frustração faz parte do pacote e todo relacionamento é uma negociação de anseios e expectativas. Cada um saberá avaliar como está a balança, se o ganho emocional é maior do que o desgaste cotidiano. Talvez, a ânsia por viver que a juventude dela acarreta pode entrar em conflito com a forma com que ele encara e se dedica à vida a dois. Seria interessante que essa mulher pensasse se de fato faz sentido continuar. Ela poderia avaliar também se espera que os parceiros apenas a satisfaçam. Isso, aliás, não é se relacionar, mas querer um serviçal ao lado.

Comprei apetrechos em uma sex shop. Falei que nunca ousei fazer isso e queria experimentar, mas ele ficou meio ressabiado.

A mulher está mais livre para expor suas fantasias e desejos sexuais, às vezes até de uma maneira mais ingênua e não tão bem recebida pelo parceiro. Nesse caso, ela não é interpretada corretamente, pois o homem carrega preconceitos e crenças culturais relacionadas ao que seria um padrão de comportamento adequado. Todos nós, de alguma forma, temos amarras – se não é em uma área da vida, pode ser em outra. Por outro lado, vejo muitas vezes uma pressão social, inclusive da mídia, incitando atitudes na esfera sexual que nem sempre encontram espaço em um determinado relacionamento. Esse casal precisará desenvolver uma nova forma de lidar com o desejo. Muitas vezes, a vontade de um soa ameaçadora por não fazer parte do escopo emocional e cultural do outro. Abrir-se às possibilidades, no entanto, é uma forma de conhecer o mundo do parceiro e, a partir daí, estabelecer um campo em comum. Também seria interessante que a mulher abordasse o parceiro sem cobrar, de forma delicada, para que ele entenda que experimentar algo diferente é um convite e não uma crítica ao seu desempenho sexual. Essa é uma boa dica para abordar assuntos que gerem nos homens uma necessidade de confirmação masculina e que, por isso, suscitam suas defesas agressivas.

Não aguento mais a sovinice dele. Guardo dinheiro e digo que gastei muito nas compras para casa e com os filhos para sobrar alguma coisa para mim.

A vida financeira é um ponto delicado na vida dos casais e existem vários arranjos possíveis. É comum eu receber pacientes mulheres que estão em relacionamentos há décadas e ainda comentam "o dinheiro dele", "o apartamento dele", como se a contribuição dela para a construção da família e o suporte total da vida social estivessem à parte dessa conquista econômica. Às vezes, as contas são separadas; em outros casos, juntas. Independentemente disso, é importante que haja conversa e um direcionamento comum, pois relacionamento subentende projeto de vida e o dinheiro é um ponto importante nesse sentido. Talvez esse homem tenha valores diferentes dessa mulher. Talvez ele se sinta como o patrão; e ela, como uma funcionária, uma doméstica que cuida da casa. Ele pode achar que está economizando, enquanto ela vê suas atitudes como a de um sovina. Talvez ele a considere irresponsável com o dinheiro. Entender o que é importante para um e para o outro e encontrar uma forma de organização que deixe os dois confortáveis pode ser um caminho para reverter a falta de confiança. Do contrário, a frustração pode ser estendida indefinidamente, gerando danos morais a ela, e emocionais ao casal.

Falei do meu passado com ele e sou julgada. Queria que ele conseguisse apagar todos os meus erros.

Falar do próprio passado com alguém não é fácil, sobretudo se os assuntos são delicados para quem viveu. Muitas vezes, não analisamos se quem ouve tem a disponibilidade emocional ou amadurecimento psicológico para lidar com o que foi dito. Quando acontece essa indisponibilidade ou amadurecimento psicológico, a reação do outro pode ser o julgamento, em vez do acolhimento esperado por quem falou do passado. Essa mulher se sente triplamente culpada: pelo que viveu, por não poder oferecer a ele o passado em branco e também pela reação do parceiro. Em primeiro lugar, ela precisa elaborar a culpa em relação ao que passou. Ao falar com o companheiro, talvez tenha buscado algum tipo de "absolvição externa", como se ele pudesse fazer o papel de um terapeuta. Vale lembrar que, se o assunto foi infidelidade ou outros a respeito de relacionamentos anteriores, não faz sentido que essa mulher seja torturada emocionalmente pelo atual parceiro. Ambos precisarão entender – ela porque contou; ele porque se sente ameaçado – para que não vivam a relação baseados em medos e traumas anteriores. Do contrário, pode-se estabelecer uma relação em que há julgamento de acusação e defesa permanentes.

Eu queria conseguir ver o peso de todo o nosso casamento, em vez de só insistir que o sexo não rola.

Muitas vezes, sobretudo em momentos de crise, um dos parceiros tende a se concentrar num aspecto – pode ser carreira profissional, estudos, projeção pessoal, dinheiro etc. – e esquecer que o relacionamento é formado por diversos elementos. Essa análise extremista, no caso o foco é a vida sexual, pode dar a impressão de que o relacionamento inteiro é ruim e paralisar uma das partes. Pesar o que é o relacionamento como um todo, de maneira ampla e inclusiva, é importante, inclusive para verificar se vale a pena continuar. Também existe a possibilidade de que ela não queira terminar o relacionamento, apesar de ter entendido que não dá mais para tolerar a ausência de uma vida sexual que a preencha e qualifique. Se o sexo é um ponto muito importante para ela, a ponto de inviabilizar a relação, ela se ressente de não conseguir dar peso ao resto e, assim, decidir-se por encerrar o vínculo e buscar outro parceiro. De qualquer forma, será preciso lidar com a realidade e avaliar o peso tanto do relacionamento quanto do sexo incompatível para que ela possa tomar uma decisão.

Quero que ele se desarme, esqueça o que aconteceu, me perdoe e me dê um voto de confiança.

É muito comum querer que o outro lide com a mágoa que nós causamos no tempo que consideramos conveniente. Errar é humano, mas precisamos pensar que a dificuldade em elaborar a mágoa também é. Numa situação como essa, é preciso refletir sobre os limites de cada um – o limite dela para esperar, e o dele para perdoar. Muitas pessoas magoadas continuam no relacionamento e usam o erro alheio como munição e tortura eternas, por vezes até de forma agressiva. Outras encastelam-se na posição de vítima, criando um enredo dramático e manipulador para atingir o outro, mas também a si próprias. Nesses casos, o julgamento e a sentença viram uma forma de vingança como se, assim, fosse possível "equilibrar" o mal que foi feito no passado – nem sempre diretamente a ele - com a culpa que é imposta ao outro no presente. Um caminho possível é abrir mão das desculpas sem fim para continuar nesse comportamento nocivo e focar no que vivem agora. Seria interessante ambos valorizarem o que têm e o que são, com seus limites reais, para conseguir sair do círculo vicioso da culpa e da desconfiança e viver uma relação mais adequada e amadurecida.

Ele sempre tem muitas coisas para fazer. Trabalha demais e eu gostaria que fosse mais próximo. Sempre que eu peço para que ele me priorize, soa como cobrança e não como um pedido.

Quando um pedido soa como cobrança, das duas uma: ou essa mulher se expressa de forma agressiva ou crítica - ainda que não perceba isso - ou a leitura que o parceiro faz de sua fala é permeada por experiências anteriores. É muito comum interpretarmos o outro não pelo que ele diz, mas por como nos sentimos internamente. Uma das formas de tentar destravar um pouco os mal-entendidos é falar para o outro como você se sente a partir da sua dificuldade, em vez de dizer que "nunca faz nada" com você. Querer dividir momentos da vida com o parceiro é natural e imprescindível à relação - a quantidade de tempo, no entanto, varia para cada casal. O homem, por sua vez, também poderá ser mobilizado a olhar para a própria vida e refletir se de fato tem relegado o relacionamento a ponto de colocá-lo em risco. Assim, ver o parceiro distante, conseguindo mostrar isso a ele, pode ajudá-lo a preservar o convívio que está se deteriorando.

A gente se tortura. Eu já o agredi, nós nos perdemos. No começo era muito bom, hoje o relacionamento é só uma sombra.

Relacionamentos são difíceis e, ao se complicarem, perdem a essência de companheirismo e esperança que havia em tempos anteriores. Passam a ter somente nuances do que já foram em outras épocas. São sombras do passado que não se identifica no presente para reavivar o sentido de continuidade. Da mesma forma, podem trazer uma contaminação de outros personagens da história de cada um, como também sombras do passado que se misturam no presente. Os defeitos se evidenciam e, não raro, homem e mulher revivem os relacionamentos que tiveram com os pais e outras pessoas importantes para a formação emocional. Medos, anseios, inseguranças, tudo pode vir à tona e, muitas vezes, vêm justamente em relacionamentos que eram pacíficos inicialmente. Se por um lado é difícil, por outro é uma oportunidade de elaborar o passado e construir um futuro diferente. A pergunta que fica aqui é: por que existe tanta agressão? O que um provoca no outro para que a dinâmica do relacionamento tenha chegado a tal ponto? Não é incomum que mulheres exasperadas agridam fisicamente os companheiros e que eles se paralisem com essa atitude. Não revidam e ficam estáticos como se estivessem em um estado de choque. As mulheres também não se reconhecem e só identificam o descontrole como desespero pela dificuldade de acesso ao companheiro. Um trabalho de reconstrução do respeito verbal e físico com o casal possibilita que ambos percebam os nós que ao mesmo tempo deflagram e travam o relacionamento.

Quanto mais eu ganho, mais eu decido tudo. Não deixo nada para ele, não deixo mudar uma mesa de posição. Assumi o papel de homem e me anulei como mulher. Virei um robô.

Na concepção dessa mulher, decidir tudo de forma unilateral seria coisa de homem. Assim, quando ela assume uma postura que considera masculina, sente-se menos feminina e entra em contradição com o que é (ou com o que gostaria de ser). É bom que ela saiba que não quer ser assim e que tenha percebido quão superficial a vida se torna quando vai por caminhos que não fazem sentido. Por outro lado, essa mulher também está questionando o que é "masculino" no parceiro e precisará refletir sobre o quanto pode contribuir para o desaparecimento desse aspecto dele, que pode ter desconsiderado ou também anulado. O processo concomitante de anulação do casal se instala, por vezes, na surdina. Cabe a ela perguntar-se se enxerga as características reais do companheiro ou apenas espera que ele caiba em suas concepções do que é ser homem. Qual o limite entre o que quer e o que ele pode dar? A vida pode ter lhe proporcionado condições de se desenvolver profissionalmente a ponto de ultrapassá-lo em relação ao poder financeiro, mas o custo emocional disso pode afetar drasticamente o equilíbrio e respeito mútuo, promovendo grandes transformações em cada um. Essa transformação me faz lembrar de um trecho do livro *A metamorfose*, de Franz Kafka, quando seu personagem Gregor Samsa se vê metamorfoseado num inseto monstruoso: "[...]deitado de costas [...] levantou um pouco a cabeça e viu seu ventre abaulado, marrom, dividido em segmentos arqueados [...]". Depois, se pergunta o que aconteceu com ele.

Foquei completamente no meu trabalho quando o relacionamento não ficou bom.

Hoje em dia, o trabalho pode significar três coisas: a âncora que impede alguém de navegar, a boia que a impede de se afogar e a chance de se desenvolver e se realizar. É preciso refletir sobre o papel e o espaço que ocupa. Difícil, mas vale lembrar que não adianta se dedicar somente a uma área com o intuito de ignorar outra que vai mal. Focar só no trabalho sem perceber a sensação de bem-estar como um todo na vida e não olhar para o relacionamento pode deixá-lo à mingua até desfalecer. Emocionalmente pode ser uma forma de equilibrar a vida por um momento, dando atenção ao que dá certo para esquecer da dor que a relação a dois às vezes traz. Vários casais se encontram em desajustes arraigados, que, ao tentarem reconstituir, parecem enferrujados para se articular novamente.

Estou tentando ser mais mulherzinha, mais carinhosa. Sinto falta da proximidade dele.

Algumas mulheres veem o fato de ser mais carinhosas de forma preconceituosa. Não há nada depreciativo nisso. Carinho é um traço importante num relacionamento, geralmente valorizado tanto por homens quanto por mulheres. É uma característica que costuma aproximar o casal, fazer com que ambos sintam-se queridos, acolhidos e cuidados. Muitas vezes, a mulher adota um comportamento mais frio por medo de ser categorizada em determinados estereótipos femininos. O medo muitas vezes transita sutilmente o universo íntimo feminino. É preciso tomar cuidado com isso, pois corre-se o risco de abrir mão de comportamentos saudáveis e importantes para o relacionamento.

Gosto de programas mais refinados e ele é mais simples. Não sei como será esse relacionamento.

O contraste em si não é um problema, tudo dependerá da forma como o casal lidará com ele. Se não estão em terrenos intransponíveis, sempre haverá a possibilidade da construção da famosa "obra de arte" que é a ponte. Há homens e mulheres que usam a diferença de forma saudável: participam do mundo do outro, inventam programas que satisfaçam as duas partes ou dividem o tempo de forma harmoniosa. Nesses casos, o contraste apenas agrega à relação. Religiões diferentes, times de futebol, posições políticas... há variações de temas que podem deflagrar enormes abismos entre os dois, se não estiverem estabelecidos em um terreno de inclusão do diverso que é a outra pessoa. Em alguns casos, ou em fases de crise no relacionamento, parece que essa ponte desaba. O mundo do outro soa como uma ameaça à identidade do parceiro e ele não se sente bem abrindo-se ao que não gosta. Cada casal poderá encontrar (ou não) um ponto de encontro nesse caminho para que o relacionamento seja viável e satisfatório para ambos. Ressalto também que mudanças bruscas de comportamento devem ser mais bem avaliadas. Se um dos membros do casal sempre aceitou o outro e, de repente, isso muda pode indicar um quadro clínico psiquiátrico instalado.

Ele não me respeita, é fanático pelo Corinthians. Pelo menos hoje poderia não jogar. Sou sequestrada nessa relação.

Relações muito intensas – seja com *hobbies*, trabalho etc. – tendem a prejudicar ou podem até mesmo anular outras áreas da vida. Outro exemplo aparece na nossa era dos jogos, em que se interage com desconhecidos ou com aplicativos. O intuito é tornar a realidade mais divertida, algo descrito há muito tempo. No livro *Homo Ludens*, de 1938, Johan Huizinga falava da alegria de jogar como uma busca por ser diferente da vida cotidiana. Essa mulher deve se questionar se existe espaço para ela na vida desse homem. Caso queira, ele também pode refletir sobre o peso que dá ao futebol e de que forma o Corinthians pode fazer parte da vida, conciliado com outros aspectos dela. Relacionamentos são como flores – exigem uma dose de rega constante, não só de vez em quando. A insatisfação dele nem sempre poderá ser preenchida pelo que eles têm em comum ou por algo que ela poderá lhe oferecer. Por outro lado, ela também pode reavaliar se esse tipo de relacionamento a preenche como mulher.

Tenho medo de me abrir. Desejo amor, abraços, beijos, mas os vícios dele e o fato de não cuidar da saúde me impedem.

Algumas mulheres têm uma percepção desenvolvida para os comportamentos autodestrutivos de seus parceiros. Fechar-se ao perceber que o homem não se cuida é um movimento natural, pois fica a impressão de que ele pode abandoná-la a qualquer momento. É como se esse homem não desse valor à vida e, consequentemente, ao relacionamento. Uma pesquisa liderada pelas Universidades de Oxford e de Manchester analisou 84 mil casos de autoflagelo (ferimento intencional e overdose de medicamentos prescritos) de 2000 a 2012. Em 75% dos casos, o autoflagelo se deu por overdose de medicação e os pesquisadores o associaram ao suicídio. Os comportamentos autodestrutivos têm raízes mais complexas – ter vícios não significa necessariamente que ele não valoriza a relação. De qualquer forma, esse casal poderá trabalhar as atitudes e os sentimentos de ambos para que o relacionamento não seja severamente prejudicado. A identificação do conflito é o primeiro passo, mas a busca de auxílio especializado precisa ser considerada e aplicada.

Eu me vejo como um peixe fora d'água. Suportei por meses os erros que ele cometeu. Agora quero qualidade de vida, com ele ou sem ele. Foi-se o tempo em que eu era doente pelo meu marido.

Um dos grandes problemas nos relacionamentos é quando as pessoas envolvidas ou não conseguem perceber seus próprios limites ou percebem, mas os ultrapassam, sem entender que isso pode trazer muita dor e frustração. Sabemos, por exemplo, que o ponto crítico da violência doméstica reside nos ciclos de ataques contra mulheres vulneráveis que, com o tempo, se acostumam com essa maneira de conviver (por outro lado, o homem costuma conviver com outros que pensam que a violência é justificada). Essa mulher foi feliz ao perceber seus limites e também ao escolher não respeitá-los. Ela entendeu que precisa cuidar melhor da própria vida. Saiu da posição de vítima a que muitas mulheres ficam presas e decidiu protagonizar seus caminhos. Esse processo às vezes leva um tempo, mas geralmente traz crescimento e maturidade.

Ele está sozinho numa cidade grande... Fico preocupada, afinal, ele é pai dos meus filhos. Não assumo que estamos separados, passo o final de semana na praia esperando que ele apareça. Preciso entender que acabou, mas não sei se quero estar separada. Ao mesmo tempo, não aguento mais ele.

Os sentimentos são ambivalentes: ela quer se separar porque não o aguenta mais, mas, ao mesmo tempo, prefere continuar junto – os filhos têm peso nesse caso. Romper um casamento traz dilemas para a mulher, que, muitas vezes, questiona seu papel na sociedade e também como mãe. Apesar de a separação não ser mais um tabu como foi no passado, algumas mulheres tendem a se culpar por querer se separar. Ela pode estar projetando nos filhos o que não deseja sentir: que está só, pelo menos em relação ao casamento. O medo de traumatizar os filhos entra na equação também, e ela chega a cogitar a hipótese de esconder o sofrimento para evitar que isso aconteça. É impossível, porém, evitar que os filhos se frustrem na vida – se não é com a separação dos pais, fatalmente isso acontecerá em algum outro momento. Por vezes, leva-se um bom tempo para aceitar que um relacionamento acabou. Esse primeiro momento de negação para os outros também coincide com o que ela faz consigo mesma. Mesmo em situações já esperadas, nas quais as pessoas se dizem estar preparadas, a lacuna que se abre é imensa. Quando o convívio se rompe junto com o projeto mais amplo de vida que é a família, é como se o castelo de cartas fosse por água abaixo de uma vez. É difícil enxergar como reerguer um novo "castelo". Nessa metáfora, se a proposta for continuar ali com essas cartas, será preciso empilhá-la de outra maneira, passo a passo, até ver um novo projeto de pé.

Antes de saber da traição dele, eu me sentia completa. Era feliz com o que construímos juntos, com a vida que tínhamos. Agora, parece que a luz se apagou. Eu me sinto desconfortável e incomodada o tempo todo.

A traição é um acontecimento muito doloroso quando a pessoa traída não fazia a menor ideia do que estava acontecendo. Essa quebra de confiança estende-se, não raramente, a outros aspectos da vida, dilacerando outros projetos, envenenando o relacionamento todo. Essa sensação de escuridão vem da impossibilidade de vislumbrar outros caminhos, pois eles estavam pautados na vida que levavam. Essa etapa de indefinição e confusão deixa um vácuo em que pauta uma nova realidade, nesse caso, inesperada. Ele e ela mudaram de lugar, saíram de onde estavam na relação e se defrontam com uma nova. Nem sempre a traição significa o fim do relacionamento, e isso precisa ficar nítido, podendo ser aceito ou não. Muitas vezes, ela é uma oportunidade de ajuste. Trair o outro não significa necessariamente que não se ama o parceiro – apesar de a pessoa traída às vezes sentir-se assim. O que aconteceu foi uma quebra de "contrato", que pode ter sido válido por algum tempo, às vezes até com muita certeza de que ambos conseguiriam cumprir. Pessoas podem se propor a algo que, em algum momento, não conseguem mais cumprir e geralmente não se prevê uma revisão do contrato dentro de novos parâmetros. Muitas vezes, os casamentos deixam poucas opções para que cada um se coloque a fim de tentar mudar o rumo das coisas. Podem até dizer que querem ser avisados das mudanças, mas o nível de ameaça e chantagem é tão grande quanto a imaturidade para aceitar que o outro adquira novas perspectivas. Ambos precisarão procurar um campo que não seja de batalha, de acusações e humilhações mútuas, sem se alimentarem de detalhes pouco saudáveis. Seria o primeiro passo para saber o que aconteceu e acontece no relacionamento.

Estou saindo com um cara, e a nossa história me lembra a que tive com o Eduardo, meu ex. Quero um Eduardo na minha vida de novo, só assim para eu conseguir me apaixonar.

Usar uma relação importante do passado como guia positivo para as relações vindouras não é um problema. Pode-se, sim, evocar um sentimento bom que se teve como parâmetro de que é possível amar e ser feliz. A fala dessa mulher, no entanto, mostra outra coisa. Ela diz que quer um "Eduardo" de novo, estabelecendo padrões de comparação entre pessoas diferentes. Vale analisar o quanto ela pode estar presa num relacionamento do passado, sem deixar que a relação do presente tenha a chance de crescer e se fortificar dentro de suas próprias bases. Não é bom para ela nem para o atual parceiro (mesmo que ele não saiba) que o relacionamento tenha que se encaixar numa forma que já não existe mais. Marcas do passado são positivas desde que não impeçam ou atrapalhem novas experiências. Quando os rastros melancólicos de apego ao passado invadem e competem com o presente, a situação fica problemática. Cada momento da vida merece receber a nossa capacidade de sonhar um novo sentido, reacendendo a própria essência, "re-essenciando" o passado para o futuro. Dessa forma, revigora-se o que passou, atualiza-se o que se é e reescreve-se a vida em um novo roteiro.

Eu gostaria que tivéssemos um objetivo único, que fôssemos mais companheiros, que conseguíssemos discutir assuntos diferentes sem julgamento ou crítica e que temas familiares fossem encarados como prioridade.

Os desejos e expectativas dessa mulher são legítimos. Na verdade, é importante que o relacionamento seja uma troca em que os dois aproveitam e se sentem à vontade para se mostrarem como são e o que pensam. Se você tem uma vela e pretende acender outra, a ideia é que esse movimento some luz, não diminua a sua e, sim, ilumine ainda mais onde você está. É nessa proposta que se tem uma relação com outra pessoa e, na intimidade de um casal, isso faz com que os dois se desenvolvam como seres humanos. Para que isso aconteça, no entanto, uma boa comunicação é essencial. Ao entregar o que se tem ou o que se é, que seja um ato de dar mais aos dois e não para apagar ou afogar o outro. Muitas vezes, os julgamentos e as críticas aparecem porque um entende a fala do outro como ataque pessoal. Em outros casos, acontecem porque uma das partes sente-se frustrada em suas expectativas; queria convencer a outra e não aprender concomitantemente. No caso aqui mencionado não existe um espaço em que ambos sejam iluminados. Talvez o casal precise construir uma nova rota de comunicação, baixar a guarda. Talvez precisem compor uma nova melodia juntos.

Eu gostava de fazer coisas com ele, mas agora nada me satisfaz. O casamento está acabando. Tenho medo de me abrir de novo, mas algumas coisas me barram.

Por que esse casamento está acabando? Esta é a primeira pergunta que a mulher precisa fazer para poder avaliar se vale a pena resgatar a relação. Sócrates fala que a percepção é a base de todo conhecimento. Nesse caso falo sobre a mudança, a transformação. Às vezes, relacionamentos podem sofrer um processo de deterioração tão intenso, que se perde a vontade de estar ao lado da pessoa. Quando essa constatação avassaladora acontece, vale a pena fazer um percurso emocional reverso para lembrar do início do relacionamento, porquê se uniram e o que cada um valorizava no outro. O que aconteceu no meio do caminho? Qual a responsabilidade de cada um na iminente falência do relacionamento? Se ela percebe que há coisas que a barram de tentar melhorar a relação, será preciso identificá-las, acessar algum nível de conhecimento para saber por que caminho deve ir. A paixão e o tesão podem acabar, mas o amor não. Ele deve preencher todos os vazios e dar o sentido da relação.

Sinto como se fosse um estepe pra ele. Eu me sinto um estepe, sempre em segundo plano, sempre substituindo.

O ser humano tende a reclamar do que o outro faz como se não tivesse responsabilidade alguma pela situação. Moisés Cordovero, um cabalista do século XVI, propôs que se estudasse com alguém que seguisse o caminho da integridade. Dizia que não se deve seguir aquele que é orgulhoso de seus conhecimentos, pois "sua voz tem o rugido das ondas do mar, mas só tem alguns gramas de sabedoria". Entregar-se para alguém é um enorme compromisso (ou descompromisso) consigo mesmo. Se o outro só se vê ou se escuta e a trata como um estepe, parte da responsabilidade é dela por aceitar esse papel no relacionamento. Ela está sendo permissiva. Trata-se a si mesma mal, antes mesmo de ele fazer isto. Há pessoas que, inclusive, gostam do papel de vítima e sentem prazer em falar de como e do quanto são injustiçadas pelos seus parceiros. Seria o caso dessa mulher? Ela precisará avaliar por que se permite ficar nessa situação. Talvez, no fundo, ela não se sinta merecedora de estar em primeiro plano. Está mais do que na hora de dar a volta por cima... de si mesma.

Eu não quero uma relação como esta, em que ele vem e vai quando quer. Quero uma relação monogâmica.

Estamos falando de desejos, expectativas e limites – conceitos que mudam ao longo da vida. Talvez essa mulher aceitasse esse comportamento no início do relacionamento e, agora, ele não faça mais sentido. Um relacionamento pode abrir um campo de desenvolvimento pessoal, estimular mudanças, mas também restringir, aplacar e impedir novos rumos. Quando a mudança é encarada de maneira positiva, o parceiro percebe uma coragem para conquistar quem nem conhecia, há ampliação de visão. Quando é encarada de maneira negativa, sente-se em uma gaiola, vendo o mundo pelas grades e ocupando somente o lugar que o outro lhe oferece, de restrição. A expectativa dessa mulher em relação ao homem mudou, os desejos também, e ela precisará olhar atentamente para o companheiro para entender os desejos, as expectativas e os limites dele. O que ele espera da relação? É possível encontrar uma forma de se relacionar que faça sentido para os dois? São perguntas importantes, pois nem sempre o que valeu antes vale agora. Também é importante refletir se faz sentido ultrapassar os próprios limites para prosseguir com o relacionamento.

Quando me apaixono viro uma idiota.

Quando há uma entrega emocional profunda num relacionamento, pode-se perder a capacidade de raciocinar e avaliar o que está acontecendo. A paixão tende a colocar um véu nos olhos dos apaixonados. Os defeitos do outro perdem peso, enxerga-se de forma mais generosa, menos crítica. Até certo ponto, isso é benéfico ao relacionamento, pois a aura da paixão tende a formar memórias que o fortificam. Por outro lado, não enxergar o parceiro de forma clara pode fazer com que se aja como um idiota, cedendo no que não deveria, dizendo sim ao que não gostaria, entre outros exemplos. Pessoas podem usar máscaras, às vezes sem perceber. Não é raro fazer-se de "bonzinho" para cativar o outro, esperando que ele devolva o "investimento". Nesse sentido, a pessoa deixa de se colocar adequadamente no relacionamento, o que pode acarretar problemas futuros, pois, quando se esconde o que se é, dificilmente a pessoa fica satisfeita consigo mesma. Além disso, ela tira do parceiro a oportunidade de saber se o relacionamento faz sentido, para que possa escolher ficar ou ir embora.

Preciso aprender a lidar com ele e entender o que devo fazer para me preservar.

Aprender a lidar com o outro é uma parte importante de qualquer relacionamento e vale ressaltar que isso não significa manipular ou aguentar enquanto o outro o machuca. Tem mais a ver com levar em consideração os sentimentos do outro, entender a hora e a forma certa de falar, ou mesmo ficar calado. Toda vez que alguém diz que "agora resolvi falar tudo, doa a quem doer" podemos tanto contar com um baixo nível de eficiência quanto de adequação. Por outro lado, quando é um comportamento de complementação de ambas as partes, os dois farão parte da construção do vínculo. Fica patente o respeito, o carinho e o cuidado com a relação. Quando é um comportamento unilateral, pode indicar problemas, sobretudo se a outra parte sente que precisa se preservar. Nesse caso, o que essa mulher está chamando de "lidar com o outro" subentende que há um alerta para uma agressão a ela mesma. Talvez ela esteja ultrapassando os próprios limites e entender que precisa se preservar é um excelente passo para estabelecer novas direções na vida.

Quando ele atura meus surtos de rispidez, me protege de mim mesma.

A visão dessa mulher está equivocada. Quando o homem atura seus surtos de rispidez, ele incentiva que ela continue com eles. Além disso, coloca-se como vítima da violência dela, o que o exime da responsabilidade conjunta pela situação. Os dois – tanto o homem quanto a mulher – perdem a oportunidade de construir um relacionamento melhor. Nessa situação, corre-se o risco de que, uma hora esse homem canse e ela alimente uma culpa desvalorizadora e uma ira irracional. O melhor para se proteger é tratar a agressividade, a intolerância e o desajuste, assim poderá construir uma relação saudável consigo mesma e com o parceiro.

Quando eu o contrario, ele apronta: busca drogas e depois fica agressivo. Fico até com medo dele.

Estamos diante de um relacionamento destrutivo. Como o amor pode roubar um pedaço da vida de alguém? Ser tão invasivo a ponto de destruir, subtrair em vez de acrescentar, aprisionar em vez de libertar. Ela não pode contrariá-lo! O homem usa a justificativa de ter sido contrariado para se drogar, quando na realidade se trata de um desequilíbrio psíquico e psicológico deflagrado pela própria inconsistência na sua estrutura de personalidade. Ela, por sua vez, se mantém num relacionamento em que a própria integridade física é ameaçada. Sobra a ela pouco espaço para um diálogo frutífero, e o nível de tensão fica bastante elevado entre os dois. Quando se trata de drogas, apenas a conversa e a reflexão não resolvem. O vício é um problema de saúde e exige acompanhamento psiquiátrico e psicoterapêutico. No entanto, ambos precisam ter vontade de conseguir mudar a situação em que vivem, de uma maneira incisiva e definitiva.

Adoro ele. Gosto da maneira e do jeito que ele me trata e toca: eu queria ter certeza de que vai ser sempre assim.

O ser humano adora começos promissores, idealizados e finais felizes. Dizem que a paixão é cega, justamente porque os hormônios que propiciam a felicidade amortecem quaisquer dores. Há também a crença de que o verdadeiro amor seria a entrega incondicional, com a anulação das diferenças entre os dois. A promessa do "para sempre" é exaltada em filmes, músicas, peças e, não à toa, muitas pessoas esperam que o parceiro as satisfaça eternamente. Acontece que as pessoas mudam, assim como as circunstâncias, e não há garantias de que um relacionamento bom hoje perdure amanhã. O que se pode fazer é aproveitar e cuidar para que o relacionamento mantenha a proximidade suficiente para o encontro do toque físico e a troca de amor como combustível. Sem dúvida, tanto o toque como o trato, farão parte da construção do carinho, do respeito, da cumplicidade e da conversa. O fato de ela receber o que ele oferece é bom, sobretudo se ela se sente merecedora. Quando um trata o outro bem e se mostra satisfeito, o relacionamento estabelece uma base de troca muito positiva.

Tenho medo de que ele diga que vai terminar. Ele nega o tempo todo, mas tenho a impressão de que vamos nos separar.

Por mais que esse homem prometa que não vai romper, a mulher está de sobreaviso porque, por algum motivo, sente que, um dia, será abandonada. Existem algumas hipóteses: ou ela é muito insegura e medrosa ou ele é muito ameaçador (e, claro, talvez os dois). A sensação de insegurança perene tende a corroer o relacionamento, a ponto de a mulher se restringir por estar acuada pelos fantasmas de abandono e menos disponível para um contato mais pleno. O jogo se dá da seguinte maneira: ela em perigo, e ele perverso. O resultado disso é uma constante prova e contraprova, com receio e cuidado excessivo, em que o que menos aparece é a espontaneidade para serem livres um com o outro. Eles precisam mudar o jogo, trocar de peças, se livrar dos estereótipos e se mostrar para o outro. Muitas vezes, a terapia pode ser uma boa aliada para ir a fundo nesses medos e ajudar a restabelecer a confiança mútua no relacionamento.

Eu me sinto uma joaninha. Ele quer que eu viva no shopping, voando. Não quer que eu seja alguém.

O risco de viver plenamente a expectativa do outro é muito alto. Esse homem deve querer uma mulher-enfeite, que caiba na sua concepção de esposa ideal. Pode haver um desejo de fornecer a ela as melhores condições para que tenham uma estrutura de casa que comporte a construção do que ele imagina que seria o melhor para ambos. Essa mulher, no entanto, sente que tem mais potencial do que o homem atribui a ela e começa a questionar a repressão de seus desejos. Para ela, o que ele oferece é pouco para que se sinta confirmada, mesmo que ele a admire e a valorize como dona de casa. Há homens que dão mais valor ao que a mulher representa no lar ou na família do que no mercado de trabalho. Esse relacionamento precisará ser transformado e reajustado, levando em consideração a voz e o desejo de se desenvolver dessa mulher e as expectativas dele na construção do vínculo de casal e família, ou ela terá de abrir mão do relacionamento para avançar nos aspectos da vida que lhe são vitais.

Eu queria ir com ele para um deserto, um local com uma cachoeira, longe de todas as pessoas que o rodeiam. Queria chegar em cima da cachoeira e ver o céu, a altura, tudo ao redor.

Algumas mulheres se relacionam com homens tão requisitados e ocupados que acabam tendo sua privacidade invadida. O casal tem menos momentos a dois do que ela gostaria, o que pode desgastar o relacionamento. A Catedral de Chartres, na França, nos mostra a relação das formas e a proporção do Universo. Assim é também a geometria sagrada, que é flagrada em todas as manifestações da natureza, da arte, que nos conectam com um princípio superior, divino para muitos. É a linguagem da luz, que dá a dimensão do encontro e da liberdade que sentimos quando nos identificamos com a natureza. Por causa disso, em situações dramáticas, muitos fazem exclamações relacionadas à natureza. Quando ela diz que gostaria de subir uma cachoeira e ver o céu (a altura e tudo ao redor), trata-se de uma forma de comunicar a falta de perspectiva, de respiro, de liberdade no relacionamento. Isso causa ressentimento nessa mulher, algo que precisa ser olhado com calma. Cultivar bons momentos é importante para a saúde das relações, e esse casal precisará encontrar um compasso e uma pauta satisfatórios para ambos, pois está claro que a mulher não consegue ser feliz com o arranjo e a melodia atual.

Ele não consegue se desligar da mãe. O pai dele é o máximo comigo, mas a mãe disse que não coloca qualquer uma na casa dela.

Relações com a sogra podem ser muito angustiantes, sobretudo quando se sente ameaçada pela companheira do filho. Neste caso, os atritos tornam-se insuportáveis, principalmente quando o filho não media a situação com o intuito de colocar limites na mãe. A sogra precisa respeitar o espaço da nora e vice-versa, e isso só acontecerá quando todos os envolvidos – incluindo o homem – deixarem claro que o desrespeito é inaceitável. Por outro lado, alguns homens têm uma relação pouco saudável com a mãe, assumindo para com ela um senso de responsabilidade que lhe tira a habilidade de manejar situações-limite. Escolhem, por vezes, não desagradar a mãe, pois o vínculo com ela o nutre em aspectos que não são cobertos pela esposa. Talvez esse homem priorize a relação com a mãe. Em trabalhos terapêuticos que envolvem família, muitas vezes fica claro que os casais precisam proteger seu espaço dos parentes, colocando limites. Talvez essa mulher também possa refletir se suscita um comportamento agressivo na sogra, tomando responsabilidade nesse processo.

Temos brigas estúpidas. Fico agressiva e depois nem lembro do que aconteceu. Morro de ciúmes, fico com muita raiva dele.

O ciúme pode vir de uma insegurança interna forte, do medo de que traições vividas no passado se repitam ou da sensação interna de que o outro não merece confiança. Estas são apenas algumas hipóteses que precisam ser analisadas de perto para que o casal entenda a dinâmica agressiva que criou. A raiva manifesta-se porque o ciúme traz uma sensação de inferioridade, vergonha, mexe com o ego de quem o sente. Há um desespero pelo fracasso de não conseguir ter o outro para si, de uma maneira que se torna uma obsessão mantê-lo sob o seu jugo, amarrado a si, como uma maneira fantasiosa de subjugá-lo (e não de conquistá-lo ou pelo menos tê-lo por vontade própria). Mas também existem homens que propiciam esses ataques de ciúmes da mulher, conscientemente ou não. Alguns sentem satisfação ao ver a mulher insegura, frágil e instável; sentem-se assim predadores, masculinos. Com atitudes ou comentários dúbios, testam a sua importância dessa maneira infantil. Nesse caso, cria-se um círculo vicioso em que a agressividade ganha cada vez mais espaço e cria para ele mesmo um encurralamento bastante incômodo. O campo do desamor vai se instalando com tantas brigas, perseguições e desvalorizações. O cuidado maior que se deve ter é a preservação dos valores éticos de convívio para enfrentar esses desajustes emocionais.

Ele não me apresenta para as filhas dele, só para a mãe e a irmã.

Existem vários motivos para um homem não apresentar seus filhos para a companheira. Talvez ele não conviva muito com eles e queira estes momentos apenas para si. Ele também pode ficar inseguro quanto a durabilidade do relacionamento e sentir-se responsável caso os filhos se afeiçoem à companheira. Existe ainda a possibilidade (entre tantas!) de que os filhos não aceitem um novo relacionamento do pai. Independentemente do motivo, o desafio dessa mulher é respeitar e entender o tempo do companheiro. Pressioná-lo não fará com que a história tenha um bom desfecho. De qualquer forma, vale a reflexão: por que essa mulher sente tanta necessidade de ser apresentada? Talvez ela atrele isso a reconhecimento por parte do companheiro. Entretanto, existem várias formas de ser reconhecida na relação, inclusive o apoiando a criar e aprofundar os vínculos com os filhos. Se ela assim o faz, ganha a confiança do companheiro, que passa a confiar nela e a se entregar mais emocionalmente.

Ele me invade, me procura tanto! Me mandou um presente com rosas, depois pediu desculpas porque estava empolgado. Ele faz muita pressão.

Essa mulher não está disponível emocionalmente para este homem, e ele ainda não percebeu isso. Não são poucos homens que se queixam disso quando se propõem a um novo relacionamento. Alguns não percebem ou não têm a informação de que a mulher está envolvida com outra pessoa, portanto está fazendo um jogo duplo, deixando-o em " banho-maria". Seus gestos de amor geram mal-estar e, ao mesmo tempo, ela se sente culpada por rejeitá-lo. Talvez ela sinta que ele seria um ótimo companheiro e, por isso, não queira dar um fim nas investidas. Não basta que o companheiro tenha determinadas características para que o desejo e o encontro amoroso aconteçam. Existem muitas variáveis que levam alguém a se envolver com uma pessoa e muitas delas são inconscientes. Essa mulher precisará refletir se sua postura condiz com o seu jeito de ser ou se está em conflito com seus valores. Em geral, a sensação de se sentir perversa, amarga também a si própria. Só o fato dela fazer esse comentário indica que não está confortável nessa posição. Ela pode estar em dúvida por perceber qualidades nele que desejou, mas isso fica no plano racional, pois está impedida por algum motivo de se entregar a ele. Também deve ser verificado se esse comportamento está revelando outro traço de caráter ameaçador dele, com tanta insistência, chegando a deixá-la com essa sensação de invasão. Ela tem mesmo que cuidar, pois isso pode aumentar de uma maneira incontrolável e perigosa para ela.

O cara por quem eu era apaixonada ficou olhando pra mim, mas tive vergonha de falar com ele. Depois nos encontramos num show, mas estava com amigos e não falei com ele.

A vergonha pode surgir de situações traumáticas da vida emocional. Quando uma mulher sente vergonha de se aproximar de um homem ou mesmo de permitir a sua aproximação, ela cria rotas de fuga para evitar a experiência amorosa. Esconde-se na vergonha e arruma qualquer justificativa para fugir (os amigos, nesse caso, foi apenas uma desculpa). Essa mulher precisará trabalhar seu medo de se relacionar. A busca dos meandros de luz e sombras que existem dentro de cada um propicia a reconstituição das estruturas que nos compõe. O foco que existe ao entrar em contato com algo fora pode estar embaçado por vivências que marcaram profundamente, mas se manifestam muito sutilmente. Pode existir também a insegurança de se colocar à prova, como se falar com quem ela gosta significasse abrir-se à oportunidade do outro não gostar dela. Manter-se numa história platônica é uma forma de se defender da frustração, mas, ao mesmo tempo, deixa-se de viver.

Tenho dificuldade em namorar. Não me apaixono logo quando um cara fica a fim de mim.

Cada um tem um tempo para se apaixonar. É um momento de escuridão do amor, do potencial de amar. Diz-se que é num momento de escuridão que se apresenta a plenitude. Muita gente, ao fechar os olhos, encontra a sua luz interna, se ilumina e enxerga caminhos. No entanto, se a situação incomoda a ponto de fazer com que essa mulher tenha dificuldade de engatar um relacionamento, fica clara a sua indisponibilidade emocional. Talvez ela tenha vivido relacionamentos com homens sedutores e manipuladores e agora sinta-se aprisionada a uma imagem masculina perversa. Na Cabala estuda-se a Árvore da Vida e há esferas que a compõem. Duas se complementam: a do sentimento (denominada Hod) e a do pensamento (denominada Netzach). A forma de sentir e pensar cada situação dá o equilíbrio para a pessoa se desenvolver nas diversas instâncias da vida. Essa mulher precisará reconhecer seus sentimentos e pensamentos, seus receios e defesas.

Ele me chamou para sair, mas sem os amigos. Fico incomodada de sair sozinha com ele.

Essa mulher sente necessidade de socializar o relacionamento, expor a relação para não particularizá-la nem comprometê-la. Talvez sinta-se intimidada pelo homem ou tenha dificuldade para se envolver. Se a relação se estabelecer dessa maneira, a construção da intimidade ficará prejudicada. Restringir o relacionamento a determinados contextos é controlá-lo para que não evolua. Pode ser recebido como perverso e o homem, ao perceber essa rejeição, pode ser atingido de tal maneira que o impossibilite também de se mostrar e ser reconhecido por ela. Se esse comportamento foi gerado por desconfiança, enquanto não se estabelecer uma maior clareza de quem é o outro, estarão num desencontro constante e desgastante para ambos. Posicionar-se com mais firmeza valerá muito nessa hora.

Quero me envolver, mas evito e não me envolvo.

Há duas faces da expressão da nossa existência: o pensar racional e o sentimento e a emoção. Querer racionalmente não implica ter o domínio das próprias ações. Muitas vezes sabemos o que é bom para nós, mas sabotamos essa percepção ou sofremos com a falta de recursos psicológicos que nos levariam a viver plenamente. Essa mulher age como uma carrasca para si. Ao evitar o envolvimento, ela se mutila, impede-se de atingir o que necessita, alimentando um círculo vicioso que precisa de atenção e ação para ser rompido. Isso a ajudará a reconhecer os entraves e a lidar melhor com essa rejeição a conectar-se com outra pessoa. Sem se permitir ao menos isso, não romperá esse ciclo e não registrará outro momento positivo que abrirá um novo percurso amoroso.

“Não gosto de me mostrar mulher.”

Nesse caso, quando ela diz que não gosta de se mostrar mulher, quer dizer que não gosta de se mostrar frágil – uma característica presente, aliás, em ambos os sexos. O que acontece é que, para conquistar seu espaço no mundo, muitas mulheres criaram uma imagem de força e poder que nem sempre está alinhada com os desejos internos. Quando se cria uma imagem – seja ela qual for – que não conversa com o que se é, a pessoa se esconde e se afasta para defender essa imagem. Ela teme que, ao se aproximar, alguém descubra a contradição e aí mora a sua vulnerabilidade. Talvez essa mulher precise reconhecer e aceitar sua fragilidade. Ver essa característica como demérito é uma forma superficial de encará-la, pois a fragilidade é uma ferramenta importante para perceber a si mesmo. Um símbolo desse aspecto é a imagem de uma flor, especialmente a rosa. Com a plenitude da sua beleza, evoca os sentimentos e emoções que remontam ao amor, à entrega, à delicadeza etc. Nessa flor encontramos um centro, um núcleo sem pétalas. Podemos depreender que aí está a sua essência, o que se pode chamar da sua identidade mais verdadeira. Esse núcleo, o coração dela, é o último que morre quando ela se despedaça. Ele a acompanha até o fim, permanece. Esse núcleo deve estar presente em todo ser humano.

Estamos bem, mas falta algo. Estamos juntos há oito meses e nunca discutimos. Isso é estranho.

O relacionamento parece bom, mas a mulher sente um descompasso interno. Talvez, em relacionamentos anteriores, ela tenha usado a discussão como forma de apimentar a relação, como se discutir fosse uma oportunidade de viver o relacionamento de forma intensa e reconciliar-se de forma intensa também. Há pessoas que se alimentam de constantes argumentações, têm prazer nas divergências e trazem isso como um valor para a relação. Nesse caso, ela precisará descobrir que existem outras vias para deixar o relacionamento mais emocionante, pois discussões, a longo prazo, podem fazer mais mal do que bem a um casal. Outra possibilidade é de que o relacionamento seja de fato morno. Talvez falte algo mesmo – quem sabe paixão, tesão, ou um detalhe que justifique o que constroem juntos. Pelo prisma da dimensão de uma alma, ela tem uma dimensão menor que o conjunto de várias. Assim, um casal valerá e produzirá mais do que isoladamente em certas situações. Assim também acontece na vivência familiar, pois as associações e intercessões criam contextos ricos para o desenvolvimento pessoal. Nesse caso, ela precisará avaliar o peso do que falta para saber se o relacionamento tem a possibilidade de satisfazê-la.

Ele não sabe me confortar, não sabe me ouvir, nem sabe me ver chorar.

A compreensão é uma atitude espiritual e não mental, mas quando se faz uma avaliação métrica, dentro de um exame que avalia as diversas funções psíquicas, é uma área da mente que examinamos, como se faz quando se coloca um estetoscópico perto do coração para examinar os batimentos cardíacos. Da mesma forma, ouvir e ver são algumas indicações de que se está sendo incluído na percepção do outro. Isso pode propiciar essa sensação de conforto ao qual ela se ressente de não receber dele. É importante que as pessoas possam demonstrar fragilidade num relacionamento. Ser ouvido, ficar triste e buscar conforto nas pessoas que amamos não é um comportamento inadequado, é querer ser incluído. Muitas vezes, o choro expressa emoções mais profundas e atinge mais ainda o espaço que a circunda. O que precisa ser analisado é a questão da carga emocional, a constância e adequação no ambiente, pois uma coisa é compartilhar com o outro as dores, outra é fazê-lo de psicólogo eternamente, criando uma relação de dependência emocional que será ruim para ambos. Será preciso olhar de perto também a disponibilidade emocional do parceiro. Se ele tem problemas com essa exposição dela, talvez isso indique uma dificuldade em lidar com as próprias fragilidades. Um atendimento profissional pode ajudá-los a dissolver os nós.

Fico com pé atrás por ele gostar de ficar sozinho.

A gente costuma ler o outro com nossos próprios parâmetros. Logo, se a mulher não gosta de ficar sozinha, ela tende a ver o parceiro como alguém estranho, diferente dela, e quem sabe até ameaçador, pois aquilo escapa à sua realidade emocional Há então o desejo de que o parceiro queira estar o tempo inteiro ao lado dela, como se não pensasse em outra coisa a não ser em sua amada. É uma expectativa idílica. Talvez essa mulher precise entender que gostar de ficar sozinho não significa falta de amor. O amor precisa de alimento presencial, mas também pode prescindir dessa confirmação e ocorrer por meio da sensação de aceitação, de ter um lugar em que a sua maneira de ser é recebida sem cobranças. Ele estará com ela porque quer e não porque se sente obrigado ou impelido a suprir sua carência. Pessoas que não conseguem ficar sozinhas não conseguem se nutrir e tendem a exigir muita atenção nos relacionamentos.

Tínhamos combinado de ir à casa de um amigo, mas brigamos, ele desceu do carro e me deixou sozinha. Esse tipo de situação acontece muitas vezes.

Possivelmente esse homem tem baixa tolerância à frustração. Se as coisas não saem do jeito que quer, ele simplesmente vai embora. Talvez ele se afaste para conter a agressividade que sente quando é contrariado. Talvez esse relacionamento seja inviável para os dois – é complicado viver à mercê da birra alheia. Essa mulher precisará fazer um balanço geral da relação para entender o que a faz continuar com ele. Se ele possui características que a satisfazem de forma geral, e ela tem a capacidade (e a paciência) de contornar os rompantes, o.k. Por outro lado, é bom lembrar que, quando se percebe algo escuro, uma sombra, é porque se está perante algo que tem luz. A sombra se revela nessa luz. Algo a faz permanecer ali, seja porque há algo muito bom ou porque não consegue sair. Se, no entanto, ela chegou ao limite, talvez seja melhor terminar, procurar recursos para isso e perceber melhor se a escuridão está nela e ela não se dá conta.

Ele viaja bastante, mas o casamento vai bem. Sinto saudade dele.

A frase dessa mulher é curiosa, pois, de certa forma, ela sente que a distância do parceiro poderia prejudicar o relacionamento, mas o que acontece é o contrário. Muitas pessoas veem o casamento como um grude. Pensam que a relação ideal subentende proximidade o tempo inteiro, quando a distância pode fazer muito bem ao casal. Ao viajar, ele dá a ela a oportunidade de sentir falta e perceber melhor o lugar que ele ocupa na vida dela. Dessa forma ela também pode valorizar a sua presença, sentir o peso de sua ausência. Um dos segredos de certos casais longevos é justamente a capacidade de ter vida e interesses próprios. Essas pessoas estão sempre renovando sua relação com o mundo, trazendo dela elementos que oferecem ao vínculo dos dois; dessa forma, permanecem interessantes aos olhos do parceiro. Saint-Exupéry, em seu livro *O Pequeno Príncipe*, fala que tem coisas que não são visíveis aos olhos e sim ao coração. O que cada um encontra dentro de si pode surpreender mais do que os parâmetros ditados pelo mundo.

Sou casada, mas saio com outro cara. Não estou apaixonada por ele, nunca viveria com ele, pois acabo o comparando ao meu marido o tempo todo.

Um terapeuta conduz o seu cliente com a palavra e outros métodos de ação (de acordo com o arsenal conceitual que lhe está disponível) para um lugar melhor, um espaço emocional mais confortável, para que o paciente tenha uma visão mais clara do que ocorre com ele. É muito importante prestar atenção para onde se dirige o que é falado. No caso, a mulher traz uma situação que sente como algo ruim, que a consome, o que me leva a pensar que ela está criando um inferno para si. Ela gosta da vida de casada, mas também trai para dar vazão aos seus desejos. Como vive um casamento dentro de certo padrão, apaixonar-se seria uma barreira a esse projeto. De certa forma, a ausência de paixão, ou seja, de sentimento mais profundo pelo amante, faz com que essa mulher sinta-se menos traidora, tomando o controle do que pode desestruturar seu casamento. A questão aqui é como ela lida com os próprios desejos e quais parâmetros resolveu estabelecer para a própria vida. Não existem arranjos que sirvam para todas as pessoas – tratando-se de relacionamento, as medidas são individuais. Ao contrário do que se imagina, há relações que são beneficiadas pelas "escapadas" de uma das partes. Em outras, por sua vez, a mesma escapada pode causar desestabilizar.

Não encontro palavras para definir a minha insatisfação com ele.

Pode ser difícil delinear em palavras a insatisfação. Os sentimentos, de forma geral, pertencem ao campo da emoção e não ao da razão, logo, estruturá-los em linguagem não é tarefa fácil nem está desconectado do contexto do vínculo como um todo. Fica ainda mais difícil se ocorre um processo de negação desse todo. Explico melhor: sabe-se que existe a insatisfação, mas, de alguma forma, ignora-se o porquê. Assim, é possível tanto se sabotar (ou seja, continuar insatisfeita), quanto negar ao parceiro essa conversa (por meio da qual ele poderia tomar a responsabilidade que lhe cabe na situação). Seria importante criar um contexto de escuta, de conseguir ouvir o que o outro tem a dizer. Deixar a insatisfação num terreno abstrato também pode significar que essa mulher tem muito medo de expor as situações concretas que a deixam insatisfeita. A partir do momento em que elas são expostas, o casal precisa se mover e assumir as responsabilidades. Geralmente não é um processo fácil para nenhuma das partes. Não há garantias de que, ao se conversar, o que se fala ou se escuta trará mais satisfação, muito pelo contrário: pode-se expor algo que não saberão como lidar.

**Ele acha que tem sempre razão.
Não consigo encontrar uma saída.**

A comunicação do casal está travada porque ou ele não tem ou perdeu a capacidade de ouvir. Possivelmente, esse homem também é intolerante ao que foge a sua apreensão – só vale a versão dele, o que ele acha, os parâmetros que estabelece para as situações. Essas pessoas não percebem como se comunicam, não traduzem o que veem e não reconhecem o que sentem. Mantém um isolamento com um buraco na alma, mortos para a vida. Sabe-se que a oração, a meditação e cultivar valores positivos criam alterações cerebrais que, por conseguinte, propiciarão espaços para reflexão. Pessoas como ele muitas vezes precisam ter muita confiança no outro para entregar a vulnerabilidade da sua ignorância, que todos nós temos em vários aspectos da vida. Quando estão em uma terapia de casal, levam muito tempo até permitirem um questionamento que venha do terapeuta. Precisam de suporte e de não se sentirem atacadas para darem a si a chance de se verem de outra maneira sem se sentirem diminuídas. Sabe-se que o narcisista tem um nível alto de dependência do outro. Ele necessita muito ser aceito e admirado. São inseguros e têm uma grande vulnerabilidade. Quando sentem que já não precisam se defender tanto, sentem-se libertos dessa posição tão isolada.

Ele só quer ficar em casa vendo TV. Acabou o romantismo.

Relacionamentos precisam ser cultivados. Infelizmente, depois que a fase da conquista passa, muitos homens se acomodam e acham que não precisam fazer nada para manter a parceira interessada. Embreiam-se em seus projetos, mesmo que usando a justificativa de que é para o bem do casal, esquecendo-se de que o maior bem em comum é o que construirão a dois. Deixam de demonstrar afeto, pois sentem que a relação está garantida ou que ela estará protegida automaticamente pelo número de horas ou de suor do seu trabalho. Uma forma de lidar com a situação é mantê-lo alerta de que não é esse o caminho comum, mas sim dele. Muitas vezes, a mulher se sente rejeitada, mas não sabe como externar para o parceiro sua insatisfação, achando que o estaria ferindo ou desprezando. Estão desequilibrados onde um só lado vê, e o outro não. Não raro, ela diminui seus próprios desejos, cultiva a própria desilusão, dizendo a si mesma que ele está cansado, que não gosta de sair, convencendo-se de que ele é um bom homem. Não é bom para ela, que vive na privação do que precisa, nem para ele, que não tem a chance de obter o que é mais rico em um relacionamento: sem a luz, fica em trevas a respeito de como cuidar do "bem comum", do amor deles.

Tudo para ele é caro. Tive de falar o que era um presente bom para não me decepcionar em nosso aniversário de casamento.

Essa mulher e seu parceiro têm visões diferentes a respeito do dinheiro. A dimensão do dinheiro para um casal está muito relacionada à educação e aos projetos que cada um tem para a própria vida. Algumas pessoas acreditam que, depois do casamento, passam a constituir um único ser, com uma única identidade, e isso faz com que passem por cima do outro o tempo todo sem perceber. Morar junto não é viver do mesmo jeito, pelo menos não o tempo todo. Enquanto ela foca no significado emocional daquilo que o dinheiro representa e pode comprar, ele tem uma perspectiva mais centrada no preço de certas coisas, quem sabe dando muito mais valor a outras situações. Homens podem chegar a extremos de automutilação se não conseguem emprego ou manutenção do padrão financeiro da família. De acordo com o *British Medical Journal*, o peso dessa situação pode até levar ao suicídio. Quando ganha um presente "barato", a leitura dessa mulher é de que está sendo desvalorizada, o que prejudica a sua autoestima. Isso pode, com o passar do tempo, devastar a sua autoestima. Ambos precisam conhecer e entender as perspectivas e expectativas do outro para, quem sabe, chegar a um denominador comum.

O QUE ELA ME DIZ

Ela diz que eu preciso tratá-la como prioridade, e não depois de atender outras pessoas.

Esse jeito dela falar sobre o lugar em que se vê no mundo dele mostra que ele não a considera devidamente ou ela não o percebe fazendo isso. De qualquer maneira, há um desejo não atendido da parte dela. Primeiro: ninguém pode desejar ser a prioridade, o tempo inteiro, na vida do outro. Ou melhor: até pode, mas possivelmente ficará frustrado. Ao mesmo tempo, nunca ser a prioridade é igualmente complicado. Essa fala mostra que a forma como ele estrutura a vida afeta o relacionamento. Se esse homem analisar as próprias atitudes verá que essa lacuna entre eles acontece por não estarem completando algum círculo que os aproxima, em alguma instância, mesmo que ele tenha justificativas para essas atitudes. Ele lhe dá pouca ou nenhuma atenção, o que pode ser em um ritmo de vida que o satisfaz. Os dois têm expectativas diferentes no relacionamento. Uma relação não costuma funcionar incondicionalmente quando um faz o que quer e o outro tem que aceitar de bom grado. As negociações entre expectativas, desejos e limites precisam ser estabelecidas para que haja terreno em comum e o relacionamento possa frutificar.

Ela me cobra as coisas. É insuportável.

A cobrança constante incomoda porque ela subentende insuficiência que, por sua vez, traz uma crítica a quem está sendo cobrado. É uma espécie de rejeição ao homem que ele é ou está sendo para ela. Possivelmente, quando a parceira cobra esse homem, ele se sente incompetente, inadequado. É importante que ele compreenda que, talvez, ela não o cobre com a intenção de fazê-lo sentir-se assim. É mais provável que o tom de cobrança tenha a ver com o forte desejo de ser atendida e olhada. Essa má interpretação leva homens e mulheres a achar que o parceiro(a) está contra ele(a) quando, na verdade, existe apenas o desejo de receber algo. A forma como se expressa é mal interpretada e mal recebida por ele. Ambos precisam aprender a se colocar para o outro de uma outra maneira, para traduzir melhor o que dizem e escutam.

Ela reclama que sou calmo demais. Ela precisa me aceitar como sou, não posso mais ser espontâneo com ela.

Há homens que se escondem para poderem apontar como são forçados a fazer o que não querem. Criam situações para que a mulher resolva tudo e fique no lugar da que sai na frente sempre. Essa situação passiva, no entanto, pode interferir nos processos de decisão e no convívio em geral. Às vezes é uma forma de contrabalancear a personalidade expansiva da companheira. Ao mesmo tempo, o homem precisa analisar se de fato é calmo ou se essa característica esconde uma falta de posicionamento na vida e perante a companheira. Ele deve avaliar se não está reprimindo o seu potencial criativo e expressivo. De repente, uma colocação como esta, mesmo que o deixe em uma situação incômoda, pode indicar que precisa mudar. É importante fazer uma autocrítica sobre se o outro tem razão no que diz, pois, muitas vezes, somos condescendentes com nossos comportamentos. A mulher, por sua vez, precisará analisar se o homem já era assim no início do relacionamento ou se essa forma de agir é nova. Talvez ela tenha escolhido um homem passivo na época e agora tenham mudado suas demandas e necessidades em relação a ele.

Ela cobra que eu me defina. Resolvi sair de casa, mas não saí. Moramos juntos, mas cada um fica para um lado.

Há uma contradição aí: ele resolve sair e não sai. Na verdade, a situação está bem definida para o homem. Ele consegue morar com ela sem se relacionar e, pelo seu relato, isso não parece ser um problema. Acontece que, para a mulher, a partir do momento em que ele fica em casa, a impressão que ela tem é de que o relacionamento está indefinido. Se esse arranjo não está funcionando para ela, os dois precisarão encontrar outra saída juntos. Quando um relacionamento acaba e um dos parceiros estende-se indefinidamente na mesma casa em que viveram como casal, isso pode prejudicar a retomada da vida por uma das partes (quando não para ambos).

Agora, quase não passa um dia sem que ela invoque com alguma coisa do meu casamento anterior. Ela se sentiu desrespeitada porque a minha filha disse que a nossa família estava se reunindo quando apontou uma foto minha com ela e a mãe.

Se o homem ainda tem laços com a família anterior e um dos membros (no caso, a filha) torce para que os pais se reconciliem, é comum que a atual esposa se sinta ameaçada. Em termos gerais, ela pode achar que ele valoriza mais a história que já teve, associando-a com a relação que tem com os filhos. A questão do amor filial de fato é delicada. Às vezes, mesmo um filho que está longe e pouco aparece, quando o faz, ilumina a mãe ou o pai a ponto de fazer o(a) atual companheiro(a) sentir-se excluído(a). De qualquer forma, o homem precisa deixar claro que não apoia atitudes de desrespeito da filha em relação a atual esposa. Será importante estabelecer os limites de convivência e proteger o casamento de abusos. A mulher, por sua vez, precisa pensar que se casou com alguém que tem um histórico familiar anterior. Talvez ela precise exercitar a tolerância e a humildade em relação à forma como ele se relaciona com os filhos e a ex-mulher. Caso contrário o nível de ressentimento mútuo, mesmo que não explícito, crescerá e se instalará entre eles.

Minha esposa pegou as mensagens que enviei para a mulher que estou saindo. Ela me disse que eu não a deixo me ajudar, que ela poderia fazer com que eu endireitasse.

A necessidade de outros relacionamentos fora do casamento ainda é um tabu. Para uns é fácil manter-se monogâmico, enquanto para outros essa proposta não faz sentido a longo prazo. Esse homem rompeu o acordo monogâmico que tinham, o que criará um novo arranjo entre os dois. Ele precisa pensar se o modelo de relacionamento em que está faz sentido para a sua vida. Adequar-se ao modelo da companheira para agradá-la pode fazer com que ambos fiquem infelizes. A mulher, por sua vez, também precisa fazer uma leitura mais realista desse homem, sem entregar-se à fantasia de ser sua "salvadora". Ele, inclusive, não quer ser "salvo". Ambos devem pensar em seus limites para verificar se existe um terreno em comum para se relacionar. Desde que as partes não sejam abusadas ou feridas, há muitas formas de viver o amor.

“Ontem, ela disparou um e-mail para um monte de gente dizendo que eu tomo remédios psicotrópicos, que eu sou descontrolado. Isso, depois de a gente ter viajado no fim de semana e termos ficado numa boa.”

Expor a vida pessoal de alguém é um ato extremamente agressivo. Quem foi ofendido fica com a sensação de desamparo, sobretudo se quem ofende é a pessoa com quem se convive todos os dias e que, teoricamente, deveria preservar a outra. O que está por trás da agressividade dela? O que está por trás do descontrole que ela alega que ele tem? Se continuarem juntos, ambos terão que elucidar essas questões e entender por que tratam o outro dessa forma e de que maneira são vistos no relacionamento. Descontrolar-se e expor o outro ao escrutínio alheio são armadilhas que ambos plantam para prejudicar o relacionamento. Quando se diz algo para o parceiro, em geral espera-se que isso fique entre os dois.

Ela me disse que ia me tirar da vida dela. Depois, o clima melhorou e passamos um fim de semana bom.

Muitas vezes, frases de efeito surgem para causar impacto e magoar o outro numa discussão. Nem sempre elas representam os sentimentos reais de quem as diz, às vezes são apenas uma forma de desabafar. Essa mulher de fato teve o movimento de querer romper, mas só teve coragem de falar sem, no entanto, tomar uma atitude. Nesse caso é comum que a pessoa se arrependa da fala e apazigue o relacionamento (daí o fim de semana bom). Esse homem precisará ler melhor as atitudes da companheira como um todo e não somente essa frase. Talvez, num momento mais calmo e propício, valha a pena tocar no assunto, para que possam conversar sobre o que a incomoda. Há ainda a possibilidade de a mulher ter usado essa frase como forma de ameaçá-lo, como um instrumento de defesa por se sentir acuada de alguma maneira, às vezes até pelos próprios medos e pelo futuro. Quando se sentem inseguras, algumas pessoas tendem a partir para o ataque, colocando-se numa posição superior. Nesse caso, elas adotam a posição do algoz e falam que vão tirar o outro da vida quando, na verdade, morrem de medo de serem abandonadas.

Desconfio dela. Outro dia, encontrei o apelido de um cara que trabalha conosco no computador e ela me disse que eu estava viajando. Esse cara já saiu com outras mulheres casadas. Não consigo me desligar do assunto, ela está tão cheia de mim!

Na percepção desse homem, a companheira está cansada do relacionamento. Ele busca provas de traição para comprovar sua tese. Talvez ela esteja mesmo farta, mas isso não quer dizer que o esteja traindo. De qualquer forma, nota-se desgaste, desconfiança e insegurança. Ao colocá-la na parede, ele faz com que ela se defenda. Os dois ficam presos no círculo vicioso do ataque e da defesa, sem abordar as causas que levaram a relação a esse ponto. Será preciso investigar a situação mais profundamente para que tenham chance de avançar no relacionamento.

Quando nossos filhos gritam, ela diz pra eles que eu vou dar um jeito neles assim que chegar.

Essa mulher se exime do papel de educadora. Ela deixa a cargo do homem a tarefa de disciplinar as crianças, o que o incomoda. Quando isso acontece, os filhos podem desenvolver uma relação de medo com o pai. Medo, aliás, nunca é a melhor maneira de suscitar o aprendizado ou desenvolver relações saudáveis. Desfazer-se da responsabilidade de educar e colocá-la no parceiro é uma forma de fugir do que a incomoda – talvez ela se sinta culpada só com a possibilidade de frustrar os filhos e desapontada consigo mesma por não conseguir exercer a função que se propôs na família. Essa mulher precisará rever o papel a que se propôs, pois ficar numa posição em que se sente desvalorizada e incapaz trará desequilíbrio. De qualquer forma, o casal mostra que há uma clara dissonância. Ele não quer exercer o papel de educador através do medo, e ela protege-se na posição de não dar bronca, de passar a bola para ele. Ambos precisarão refletir sobre como podem compartilhar de forma mais saudável a educação dos filhos.

Ela fala mal de mim para as crianças. Antes conversávamos pelo Skype. Desde que ela voltou a morar com os pais nunca mais conversamos. As crianças sumiram do Skype.

Relacionamentos que terminam de forma traumática podem gerar esse tipo de problema. Às vezes, uma das partes usa os filhos para punir o outro pelo fim da relação, sem perceber que as crianças sofrem as consequências. Em alguns casos, existe a crença de que se está protegendo os filhos do contato com o outro, numa clara confusão entre o papel do homem como marido/companheiro e como pai. Em certas situações, vale a pena tentar se aproximar para conversar a respeito. Em outras, a melhor saída é procurar aconselhamento jurídico.

Ela me chama pelo nome, não me chama mais de "coração" como antigamente. Isso me incomoda.

O convívio e rotina podem esterilizar o calor do afeto. Os horários são apertados, os compromissos demandam atenção e a distância física não é suprida pelos breves contatos por meio de aplicativos. O tom da voz, o ritmo da fala, o gestual complementar e o contato tátil compõem um conjunto de expressões que indicarão o tipo de sentimento envolvido. O conteúdo mais explícito virá com a construção e exposição verbal do que se quer transmitir. Tudo isso pode ser mais automático ou construído, mas também pode ser perdido no meio da dispersão da vida diária, que afasta as pessoas do contato amoroso. Esse homem reclama da falta de carinho. Muitas vezes, com o passar do tempo, os casais se acomodam e param de demonstrar afeto como no início do relacionamento. Um primeiro ponto já temos: ele percebe a falta que sente. Agora é ver como ele pode expressar isso para ela, de repente de forma carinhosa, sem cobrar, mostrando que sente saudade. É possível recuperar a troca do afeto, a atenção e a proximidade quando os dois entendem quão importante isso é para a continuidade da relação. Talvez ele possa tomar a iniciativa, propondo programas românticos, construindo momentos bons que a incentivem a ser mais carinhosa.

Ela disse que é um desrespeito eu sair para jantar com meus filhos sem ela.

Sem dúvida, essa mulher se sente excluída desse relacionamento entre pai e filhos. Na cabeça dela, relacionar-se significa participar dos vínculos afetivos que significam muito para o companheiro. Talvez ela queira criar um novo núcleo familiar e se sinta fracassada quando esse limite de envolvimento lhe é imposto, indicando para ela que seus esforços não são bem-vindos. O que precisa acontecer é um ajuste de expectativas. Até que ponto o homem é fechado demais? Até que ponto ela invade o espaço dele com os filhos, sem entender que precisa respeitar essa dinâmica? É possível que, quando ele não a chama para o jantar com os filhos, ela se sinta menos amada, rejeitada. No entanto, o companheiro precisa de espaço sozinho com seus filhos, e isso não significa que ele não a ame ou valorize.

Ela quer que eu continue arcando com as despesas dela. Argumenta que eu dei força para ela largar o emprego e começar uma microempresa.

O problema do arranjo em que um sustenta o outro (ainda que seja por determinado período) é que não existe garantia de que o outro não vá mudar de ideia, principalmente quando o projeto não alcança o sucesso que ambos esperavam. Às vezes, o casal conversa de forma muito abstrata sobre a possibilidade de um segurar as contas e não se estabelece período, regras e um plano B caso a empreitada dê errado. Isso tende a gerar problemas, pois quem recebe o apoio pode achar que ele é incondicional e eterno, e depois se frustrar por ter confiado nisso. Quem apoiou, por sua vez, sente-se explorado por não ver um retorno e culpado por querer romper o acordo baseado nas expectativas que tinha. O fato de o homem ter encorajado e apoiado a parceira a largar o emprego e abrir uma microempresa não significa que ele tenha que arcar eternamente com o resultado dessa escolha. Ambos precisam pensar juntos numa forma de viver que não signifique um peso nem para um nem para o outro.

Não queria ficar tanto tempo com ela, me incomoda tanto grude. Quando tento me afastar um pouco, sempre ouço: você está me mandando embora?

Vários homens vivem o dilema da dependência e da necessidade de liberdade. Desejam a companhia de uma parceira, mas, quando a tem, sentem-se engolidos pelo relacionamento. Alguns precisam, inclusive, de espaços privados para lidar com a sensação de sufocamento. Talvez a conquista para esse homem seja mais gratificante e ele não saiba lidar com os relacionamentos quando eles assentam. Outra possibilidade é estar com uma pessoa com um ritmo muito diferente do dele, o que provoca uma dissonância. A mulher, por sua vez, não percebe que invade o espaço do companheiro com demonstrações incisivas de afeto. Deixar o parceiro respirar é importante, pois a ausência também ajuda a definir a falta que a pessoa faz, o peso que tem na vida da outra.

Discutimos e ela ficou brava. Disse para eu parar o carro pois ela queria sair. Estávamos numa rua escura, longe de casa.

Ou essa mulher se coloca em situações de perigo sem perceber ou o faz deliberadamente para colocar a culpa no companheiro. Nos dois casos, o homem fica numa posição difícil, pois precisa conter a autoagressão dela. A atitude infantil da mulher o coloca no lugar de pai, pois numa situação como essa não é possível discutir – muitas vezes, a opção é ignorar a birra da mulher e levá-la para casa, se possível. Quando uma das partes tende a se comportar irracionalmente, cai sobre o outro o peso da responsabilidade e da maturidade. Se quem faz birra não é capaz de perceber o próprio abuso de poder, periga que o relacionamento se desgaste. Essa mulher precisará aprender a lidar com as frustrações de outra forma que não seja colocando a vida em risco (talvez seja o caso de procurar atendimento psiquiátrico).

Quando falei que me senti muito triste e incomodado por ela ficar olhando para o cara da mesa ao lado, ela me veio com esta: sua mãe te mimou demais.

A tentativa de criar uma ponte afetiva para aproximá-los e torná-los companheiros mais íntimos foi frustrada com uma reação brusca e nada receptiva da parte dela. A postura dessa mulher parece bastante agressiva. Suas atitudes, de acordo com o relato dele, denotam um flagrante desrespeito ao parceiro, não só por ficar olhando para a mesa ao lado, mas, sobretudo, por chamá-lo de mimado quando ele expôs seus sentimentos. Não é incomum que mulheres apontem dependência excessiva materna quando homens expressam suas carências em relação a elas. Isso expõe suas próprias dificuldades de doação e mobiliza seus conflitos relacionados a isso. Às vezes, a mulher sente culpa do desejo que sente por outros homens e responde com agressão. Por questões culturais, os homens costumam ter mais dificuldade para expressar aquilo que sentem. Quando expressam e são rejeitados podem ficar profundamente magoados. Também por questões culturais, algumas mulheres esperam que o homem lide com as próprias emoções nessas horas – tendem a enxergar como fraco o homem que se abre. O nó dessa situação é que dificilmente um relacionamento se fortalece quando uma das partes desmerece e infantiliza os sentimentos do outro.

Ela diz que eu sou muito mole com os nossos filhos. Diz que eu deveria ser mais autoritário.

Existem muitas formas de viver a paternidade e cada pai precisará encontrar a que faz sentido para si. Durante muito tempo na cultura ocidental, as mulheres monopolizaram a criação dos filhos. Ficava com elas a responsabilidade de estabelecer os parâmetros de criação. Hoje, com pais participativos, quebrou-se esse monopólio. Algumas mulheres, no entanto, têm dificuldade para aceitar o homem que age fora do padrão do que consideram um bom pai. Elas cobram condutas que fazem sentido na sua visão de paternidade, sem levar em consideração os desejos e os valores do outro. Alguns homens, até por terem sofrido sérias repressões e violência do próprio pai, se propõem a uma revisão do que é educar um filho. Outros, por terem desenvolvido condições de amorosidade com as quais se identificam, preferem o caminho educativo baseado na orientação e no respeito. A mulher, por sua vez, quando não vê a autoridade paterna sendo exercida (se é um valor para ela) tende a desenvolver essa característica em sua relação com os filhos, o que pode desgastá-la. Em todo caso, o casal precisará rever seus valores e o acordo que fizeram em relação à educação das crianças.

Ela sabe quando vou usar drogas. É difícil esconder dela.

Existem duas maneiras de ver essa situação: ficar incomodado com a sensibilidade da parceira e não poder fugir dela para usar as drogas ou aproveitar essa oportunidade para trabalhar essa questão. Os vícios tiram a capacidade de a pessoa conseguir identificar mais amplamente o que ocorre com ela. Usa-se uma série de subterfúgios e justificativas quando não se consegue esconder o que faz para quem está perto. Lógico que vícios precisam ser tratados com acompanhamento médico psiquiátrico, mas ter ao lado uma companheira sensível pode ser uma ajuda preciosa na luta contra um hábito nocivo e difícil de abandonar. Não à toa, existem centros voltados exclusivamente ao atendimento de parentes de dependentes químicos. Eles também precisam de ajuda psicológica e podem formar uma rede de apoio para que o ente querido supere seu vício. O desgaste é enorme e a recorrência às drogas cria estigmas para quem usa e desalento para quem acompanha.

Se eu fico chateado e peço mais atenção, ela diz que pareço criança.

Tudo depende de como (e com que frequência) o homem faz esse pedido. Se não é uma manifestação repetida de carência, se ele está num momento particularmente vulnerável, a resposta da mulher é inadequada, pois mostra que ela tende a agredir quando o outro se sente frágil. No entanto, se o homem pede atenção sempre, pode ser que ele tenha um comportamento regressivo com a mulher e queira amor e afeto de uma maneira infantil. Talvez seu potencial amoroso tenha se fixado em modelos calcados na fase da infância e atrelados à dependência em relação à mãe e aos cuidados que ela dispendia. É possível que ele busque preencher essa lacuna ao projetar na mulher a mãe, sobrecarregando o relacionamento homem/mulher. A terapia individual pode ser um bom caminho para que ele entenda como as situações do passado geram padrões que, muitas vezes, estão deslocados e desatualizados. Dessa forma, ele poderá estabelecer novas formas de se relacionar e reagir.

Saímos com outra mulher algumas vezes. Nós três nos dávamos muito bem, então sugeri que ela viesse morar conosco. Minha esposa me chamou de louco.

Hoje em dia alguns casais buscam uma terceira pessoa para incrementar a relação. Às vezes, os encontros são apenas sociais – a terceira pessoa apenas incrementa a conversa. Em outros casos, há envolvimento sexual. O homem gostou da experiência e tem a fantasia de estruturar essa relação, trazendo a terceira pessoa para casa, criando uma configuração mais próxima de um casamento múltiplo. A parceira, porém, prefere manter a relação paralelamente, numa proposta clara de separar as coisas e preservar o relacionamento a dois, mais tradicional, com o homem. O conceito de normalidade implica uma norma, uma regra, e nem o posicionamento dele nem o dela devem ser considerados absurdos. É comum pensar de forma diversa do parceiro e ter limites diferentes, pois a vida está em movimento e as fronteiras do que é sentido, pensado e vivido podem mudar com o passar do tempo. No conceito de família dessa mulher, não cabe uma terceira pessoa, a não ser da forma como foi colocado: um encontro social com troca sexual. Nesse caso, se o homem quer manter a atual companheira, talvez precise ceder e entender a diferença entre o que lhe é vital e o que lhe é apenas um desejo. A estrutura perfeita dos seus sonhos não parece possível.

Ela fala que precisa se valorizar mais, que se anula toda vez que eu a cobro. Diz que se sente sequestrada por mim.

As cobranças dele fazem com que a mulher se sinta "sequestrada", refém do desejo que esse homem tem de transformá-la naquilo que quer. Ele precisa perceber que nenhum ser humano pode se transformar no que o outro deseja. Quando ela cede, deixa de ser uma companheira para virar um fantoche. Isso torna o relacionamento agressivo, destrutivo e superficial. Estabelecer um relacionamento não é fazer o outro moldar-se completamente às nossas expectativas, enquanto se machuca e se anula. É construir junto uma forma de viver em que ambos têm peso e voz. Do contrário, fica apenas uma relação de poder abusiva, em que as opiniões e os desejos de um prevalecem à custa do sequestro emocional do outro.

Toda hora ela me mostra como devo comer. Eu me sinto um prisioneiro, mas, ao mesmo tempo, não me vejo sozinho nem gosto dessa ideia.

Novamente estamos falando de expectativas. A mulher espera que ele se comporte como ela gostaria, e ele não quer romper, pois valoriza outros aspectos que os mantêm juntos. Talvez tenha medo de colocar limites, de a mulher não aceitar e ele ficar sozinho – é sempre um risco que se corre com pessoas autoritárias, controladoras e com baixa tolerância à frustração. A pergunta que fica é: por que o medo de ficar sozinho? Será que vale a pena se aprisionar numa relação que não o satisfaz? Caso o relacionamento termine, ele acha que não conseguirá outra parceira? De onde vem essa insegurança que faz com que ele aceite o controle e a crítica da mulher? Por outro lado, seria interessante que ela refletisse se as suas críticas ocorrem por se sentir atacada pelo desleixo e inadequação do companheiro. As expectativas costumam ser um forte gatilho nos problemas de relacionamento.

A queixa dela é que me dedico 55% ao trabalho, 40% aos filhos e 5% ao casamento.

Tenho um trabalho com meus pacientes que denomino simbolicamente de pizza de valores e atitudes. Peço que desenhem um círculo e os quantifiquem. Se o homem dedica apenas 5% do tempo ao relacionamento é sinal de que ele acabou, que é apenas um apêndice. Cada casal tem uma medida própria de investimento que faz na relação a dois, mas, se uma das partes (no caso, a mulher) recebe muito menos do que gostaria, a relação tende a esmorecer com o tempo. Assim como o trabalho e a educação dos filhos, o casamento exige acompanhamento, afeição, rega. Se esse homem não repensar o peso que dá ao relacionamento a dois, pode ser que ele simplesmente acabe. Talvez ele ache que o relacionamento está garantido – pensamento comum a muitas pessoas – daí a falta de preocupação em trabalhá-lo. Ao trazer a frase da mulher para a terapia, ele mostra que está aberto a rever esses valores. Talvez seja o melhor caminho para reatualizar e fortalecer o vínculo com ela.

Ela diz que sou o cara que ela quer. Chora muito, fala que não aguenta ser a outra, mas eu não quero me separar.

Esse homem vive uma vida amorosa dividida entre os papéis de marido e amante e não consegue abdicar de nenhum deles. Seria interessante refletir se, de alguma forma, ele não dá esperanças à amante de que vai se separar, para mantê-la ao seu lado. Se ele deixa isso claro para a amante, deve avaliar se o que provoca nela cabe em seu senso de responsabilidade e proposta de vida. Por outro lado, mensagens duplas podem estar sendo dadas, como uma maneira de torná-la cativa dele usando certos disfarces de entrega, mas com um conteúdo perverso. É difícil manter o arranjo que se quer (ter a esposa e a amante) quando uma das partes sabe da situação e se sente prejudicada. Enquanto lida bem com a esposa e não há nenhum desajuste na relação, ele tem o espaço para considerar o que está fazendo com o outro relacionamento. Se alimenta o sofrimento da amante, cabe se perguntar o que o leva a agir assim. Às vezes, homens que têm amantes só param para pensar na situação quando são abandonados ou descobertos. Uma verdadeira guerra se instala e a decisão da escolha impera, nem sempre com tempo hábil para preservar o que queria ter preservado.

Ela diz que eu exagero na bebida. Ainda bem que ela me ama incondicionalmente.

Muitos homens usam drogas e álcool como uma rota de fuga em relação à própria vida. A combinação bebida e amor incondicional, aliás, é comum nos relacionamentos de alcoólatras. O que esse homem chama de amor incondicional, porém, é na verdade um relacionamento patológico em que a parceira tem a oportunidade de ser aquela que "resgata", aquela que "apoia", cumprindo um papel que, a longo prazo, só faz mal aos dois. Ele busca a bebida, e ela busca reconhecimento no papel de mártir, de salvadora, pela dependência emocional que também tem em relação a ele. Ambos estão num ciclo vicioso que precisa ser transformado. O jeito como se relacionam faz com que ele, assegurado por ela, tenha uma "carta branca" para continuar bebendo. Ela, por sua vez, talvez se sinta mais segura com um homem que, afinal, precisa lhe agradecer tanto por seu "amor incondicional". É como se acreditassem na mentira que vivem, sem olhar verdadeiramente para si mesmos e para o outro.

Ela diz que eu facilito muito para a minha ex-mulher. Só eu sei o que fazer. Sem mim, meu filho estaria perdido.

É sempre delicado questionar a forma como o parceiro lida com a ex-companheira, sobretudo se os dois tiveram filhos. Esse homem pode estar sendo mais permissivo com a mãe visando o bem-estar do filho, e esta é uma escolha complicada de julgar. Ele precisará de jogo de cintura com a atual esposa, talvez abrir o jogo sobre suas motivações. A esposa, por sua vez, precisará ser compreensiva, talvez ampliar a sua visão de paternidade e, especialmente, entender a relação entre pai e filho. O fato é que raramente vale a pena se meter numa relação pai/filho, principalmente se não for para ajudar.

Quando sou estúpido, ela me manda ir para a terapia.

Essa mulher entendeu que, muitas vezes, o mau humor e a estupidez do marido estão relacionados a questões internas que afloram e com as quais ele precisa trabalhar. Isso é maravilhoso para o casal, pois ela tem a capacidade de não tomar contra si os comportamentos alterados dele. Ele, por sua vez, valoriza o que ela fala quando vai para a terapia. É muito comum descontarmos questões internas nos relacionamentos e mais comum ainda um dos parceiros tomar a estupidez contra si, gerando brigas que desgastam a relação cada vez mais. A intolerância vem junto com a confusão interna que precisa ser revista e redimensionada. A terapia é um processo libertador: esse homem tem a mensagem de que é inábil com sentimentos, provoca sofrimento, causa um mal a uma mulher. Uma saída é perceber sua própria estupidez e mau humor e lidar com ela sozinho, sem machucar e maltratar a companheira. Ao fazer um exame minucioso de si, ele tem a oportunidade de encontrar novas respostas que o ajudarão a se posicionar melhor.

Ela já me confessou que tem ciúme dos meus casamentos anteriores.

O ciúme costuma estar ligado à qualidade do relacionamento que se tem, à insegurança interna, ao homem ou a mulher que se é, à necessidade maior ou menor de controle sobre o outro ou de tê-lo como sua posse. A autoestima tem um alto valor nessa equação. Quanto maior, menor será a chance de o ciúme brotar, pois indica o valor que a pessoa se dá. Se o relacionamento vai mal, o parceiro tende a enxergar qualquer fator externo como ameaça, ainda que sejam relacionamentos anteriores que terminaram. Esse homem precisa analisar a qualidade do relacionamento atual e verificar se, de alguma forma, não incentiva o ciúme da companheira. Ela precisará examinar se sua experiência de vida faz com que carregue inseguranças infundadas como um padrão de comportamento que leva para a relação atual. Cuidar de como anda a relação é vital para não chegar a fazer parte de estatísticas brasileiras como as que indicam que uma em cada quatro relações estáveis acaba antes dos dez anos. Nos Estados Unidos, as taxas são maiores ainda: uma em cada três.

Ela quer que eu enfrente meu chefe. Diz que sou muito mole, que fui castrado pelo meu pai.

O pai é um modelo de imagem masculina para o homem. O modo como ele se mostrava para esse filho é, sem dúvida, um fator importante, mas não necessariamente determinante. Irmãos criados juntos e filhos do mesmo pai podem seguir caminhos profissionais opostos, por exemplo, assim como aspectos diversos de personalidade e forma de lidar com o mundo. Alguns homens, no entanto, levam para o trabalho reações emocionais que tinham com o pai. O chefe, nesse caso, vira um espelho do pai por possuir uma posição de autoridade. Se a hipótese dessa mulher estiver correta, o homem tem uma oportunidade para elaborar o que ocorreu em sua infância. Ele não é mais uma criança, portanto tem recursos emocionais para buscar respostas e relacionamentos diferentes. Se tinha dificuldade para se posicionar e mostrar suas opiniões ao pai, talvez precise de terapia individual para encontrar novas formas de se colocar diante de pessoas com posição de poder e autoridade.

Quando soube da outra, ela me disse que não merecia ser magoada daquele jeito.

Muitas vezes, o homem deixa de se abrir com uma mulher porque se sente muito perverso com a possibilidade de magoá-la. Quando a mulher descobre o que não foi compartilhado – ele se sente ainda mais perverso, pois há o peso do segredo que manteve. Uma situação como essa gera falta de confiança, culpa, e o casal precisará de muito afeto e paciência para não entrar na saída da vingança, da cobrança e da autopunição. Não existe fórmula pós-traição. Cada casal lida a partir de seus recursos emocionais e seus limites pessoais. Os casais que fazem juntos atendimento psicoterapêutico fortalecem-se com a ampliação de consciência, resolução de conflitos anteriores ou orientação específica para enfrentar essa situação.

Ela me disse: se você me ama tem que aceitar o pacote. Então aceitei o fardo que é carregar a família dela.

Um dos nós que costuma ocorrer em relacionamentos é que as pessoas costumam aceitar o que outro propõe sem avaliar bem o que foi proposto. Aceitam e só se dão conta das consequências posteriormente. Isso acontece, entre outros fatores, por causa de condições emocionais, econômicas, padrões de comportamento de relações anteriores e pressões sociais ou familiares. Num certo grau, aceitar as relações familiares do parceiro faz parte de relacionar-se e nem sempre é fácil perceber a dinâmica da família na qual se está prestes a entrar. Muitas vezes, as dificuldades do convívio familiar só se revelam com o tempo. Se existe abuso emocional, o homem precisa conter e renegociar a aceitação do pacote, pois nenhum acordo é incondicional e vitalício. Fatores como a competição, a dependência, as invasões e a culpa são sinais de que pode ser necessária uma revisão na forma de se relacionar (e também de estabelecer limites) com os parentes do companheira(o). Se isso não acontece, corre-se o risco de carregar um fardo muito pesado, propenso a gerar patologias.

Ela nem faz menção de dividir a conta. Disse que sou um verdadeiro cavalheiro, o que me deixa sem saída. Ela deve achar que é obrigação do homem pagar.

Algumas mulheres ainda acalentam a visão do homem como provedor, apesar da emancipação feminina. Alguns homens, por sua vez, por mais que se incomodem, não falam que não concordam em pagar a conta sozinhos. Nesse caso, ambos estão presos a imagens préestabelecidas do que é ser homem e mulher. Talvez o casal precise dessa conversa delicada e até incômoda, pois ser cavalheiro não é bancar unilateralmente todos os programas do casal. O cuidado e o carinho podem ser expressados de outras formas (antigamente, pagar a conta fazia parte do pacote masculino, pois a mulher não tinha renda). Até a pensão por morte para filhas solteiras até 23 anos está sendo revista. Hoje, não faz sentido uma pessoa se prejudicar financeiramente para sustentar um valor social ultrapassado. O sociólogo polonês Zygmunt Bauman traz um conceito muito rico que é o "interregno", um tempo entre o que não existe mais e o que ainda não existe, de incertezas e instabilidade. Quem nunca se sentiu assim? A relação homem/mulher passa justamente por esse interregno, pois as velhas maneiras de agir e os valores antigos já não fazem sentido, e os novos ainda estão em fase de construção.

Ela diz que se entrega ao relacionamento, enquanto eu peço tempo. Fala que se sente usada. O que ela não percebe é que não sou tão afoito. Preciso de um intervalo do meu último namoro para poder me jogar de novo em uma relação.

Nem sempre a vida nos dá tempo para refletir sobre o que precisamos. Dar tempo ao tempo traz duas possibilidades: que o relacionamento em que esse homem está atualmente morra antes de brotar ou que ele tenha de fato uma evolução mais natural. O equilíbrio é delicado: se não nutrimos o suficiente, o resultado é o fracasso total, a degradação e a falência. Se cuidamos, dando o espaço para a evolução mais natural, o relacionamento pode crescer mais forte. O fato é que esse homem está ressabiado, traumatizado com o relacionamento anterior. Ele leva esses traumas para o relacionamento atual, possivelmente por não ter elaborado ainda o que aconteceu entre ele e a ex. É uma posição de resguardo, em que ele se dá o tempo de luto e compreensão da relação anterior. A parceira, por sua vez, sente-se usada. Investe no relacionamento e não sente que há troca ou que ele a valorize. Talvez ele precise construir a compreensão emocional de que a mágoa e o trauma do passado estão guiando a sua vida no presente. Fica difícil construir um relacionamento sólido e comprometido quando vemos o outro como uma ameaça potencial ao nosso bem-estar.

Ela disse que deixa toda a vida dela para ficar comigo, que nada importa mais, nem os filhos dela. Eu gosto de ouvir, mas é difícil acreditar.

Quando a mulher diz que é capaz de abrir mão de tudo – inclusive da maternidade – para ficar com o homem, ele se sente importante, com o ego reforçado, pois a leitura que faz é de que o amor que ela sente vale muito. Ele deveria refletir se isso é motivo para ficar feliz, pois um sentimento que extrapola todos os limites tem uma forte carga de desequilíbrio emocional. Talvez ele até incentive, mesmo que inconscientemente, esse tipo de amor como troca ao compromisso que ele assume por estar com ela. A mulher, por sua vez, possivelmente age como refém do desespero, da insegurança. Resta saber se ele tem consciência de que alimenta esse tipo de comportamento dela ou se está disposto a buscar uma relação em que os dois cresçam juntos, sem que um precise sacrificar áreas importantes da vida. O amor que dá a mão e aproxima o corpo é diferente daquele que acorrenta a alma. Santo Agostinho falava dos olhos da carne, dos olhos da mente e dos olhos do coração. Os últimos comungam com o espírito e constroem uma real união que, ao contrário de aprisionar, completa e liberta.

Ela me diz que eu não largo da minha mãe. As duas parecem uma montanha em erupção. Vivo apagando fogo de um lado e do outro.

Quando o homem tenta apaziguar a esposa e a sogra, dando razão às duas, se compromete com esse papel eternamente. Essa solução só funciona temporariamente, pois nenhuma das duas se esforça para perceber os limites da outra e se desarmar. Usam o homem como cabo de guerra, buscam a aprovação dele num jogo de quem está certo ou errado que não leva a lugar nenhum. Ele precisa colocar limites em sua mediação, encontrando uma posição mais confortável nesse papel. Elas mesmas precisam encontrar meios para se resolver e se adaptar uma a outra.

Quando eu recebo meus amigos, ela diz que não fico com ela. Chegou até a perguntar: quem é mais importante? Eles ou eu?

Esta é uma colocação perversa. Lembra a do filme *A escolha de Sofia*, em que uma mãe é obrigada a decidir entre salvar o filho ou a filha. É uma situação-limite que impõe dor ao outro e, no caso que se passa, a mulher precisa tomar consciência do grau de perversidade do que pede. Algumas pessoas têm a ilusão de que é possível o parceiro dedicar-se completamente ao relacionamento. A ausência do outro provoca uma sensação de rejeição e abandono e seria bom que ela refletisse sobre essa necessidade tão grande de fusão com o companheiro. Num relacionamento saudável, ambos podem precisar de uma vida social independente. O fato de ele interagir com os amigos não significa que não goste de passar tempo com ela. A vida, afinal, tem várias dimensões. Se ela, no entanto, não cultiva uma vida social, não tem essa necessidade, a do parceiro pode lhe soar ameaçadora. Ele, então, sente-se sufocado, podado, e precisará colocar limites para manter seu espaço pessoal. O risco que essa mulher corre, ao insistir nessa postura, é de ficar com um homem reprimido e insatisfeito enquanto empobrece a própria vida.

Ela me diz que está cheio de mulher bacana, solteira, e que nós, homens, não deveríamos nos achar uns bacanões. Eu tenho a impressão de que estou tomando bronca sem ter feito nada.

Algumas mulheres descontam seu estoque de mágoas e frustrações passadas em quem não tem nada a ver com isso. Talvez essa mulher tenha criado uma imagem de homem tão negativa, que sinta a necessidade de punir todos os homens com quem se relaciona, sobretudo por meio de comentários desagradáveis. Ao fazer isso, ela dá um tiro no próprio pé. Se houver abertura, talvez o homem deva dizer o quanto essa postura o incomoda. Se ela insistir, vale pensar se compensa ficar com uma mulher que prefere se agarrar a uma imagem distorcida a se permitir conhecer um homem legal.

Ela disse que não se relaciona com caras separados. Parece que não entende que eu posso ser um bom namorado, apesar de ter sido casado.

Essa mulher sente-se mais segura com homens que não tenham se separado. Talvez ela tenha passado por experiências traumáticas com alguém com esse perfil, ou entenda que, se o homem não conseguiu manter um casamento, deve ter problemas. Além disso, não se relacionar com alguém que já tenha sido casado pode fazer parte de sua proposta de vida, ou mesmo ser um valor incutido pela família. É claro que homens e mulheres separados têm capacidade para criar relacionamentos frutíferos – basta olhar ao redor para comprovar a tese. Se a mulher em questão tem essa opinião arraigada, resta ao homem aceitá-la. É importante cuidar para que sua autoestima não seja afetada, pois a escolha dela não é uma rejeição a ele, mas um apego a valores e opiniões que ela cultivou durante a vida.

Estamos tentando nos entender, mas ela não me dá tempo. Quero tentar, deixar fluir, mas ela diz que preciso me comprometer.

Algumas reaproximações costumam ser delicadas. Nesse caso, o homem precisa de tempo para avaliar o relacionamento e estabelecer novas formas de vivê-lo. Isso pode ser difícil, pois o relacionamento já possui uma carga emocional relacionada a lugares, falas e gestos. Eles precisarão lidar de outra forma com o histórico que têm para não repetirem o que fez o relacionamento desandar anteriormente. A mulher, talvez por ansiedade e insegurança, o pressiona a se decidir sem pensar, a se comprometer de olhos fechados. O que talvez ela não entenda é que, mesmo se ele se comprometer, não há garantias. A pressão sobre ele pode apenas acelerar uma decisão que nem sempre será a melhor para ela. Há a possibilidade também de que a retração dele seja de fato uma estratégia para enrolá-la enquanto se decide entre este e outro relacionamento. Se não é o caso, se de fato trata-se apenas de reflexão saudável por parte do homem, o que os dois precisam fazer é perceber as necessidades do outro e buscar um comportamento mais flexível.

O QUE ELE ME DIZ

Ele me disse que não está disposto a fazer terapia de casal.

Alguns homens têm dificuldade para falar de sentimentos, sobretudo na presença de terceiros. Existe o medo de ser julgado, de que a terapia de casal seja um complô entre o terapeuta e a mulher para culpá-lo pelos problemas na relação. É uma ideia errada, pois a terapia parte do pressuposto de que ambos têm responsabilidade pelo estado em que o relacionamento se encontra. O objetivo é entender os nós que travam a relação, os valores e os limites de cada um. Cientes de seus valores, limites, expectativas e sentimentos em relação ao outro, tanto o homem quanto a mulher podem escolher construir a relação sobre bases mais satisfatórias ou até separar-se. Se ele não se sente confortável com a terapia de casal, talvez valha buscar atendimento individual. Num local em que se sente seguro, poderá enxergar melhor suas dificuldades revisitar sua história sem a presença da companheira. De qualquer forma, a mulher precisará avaliar se esse homem apenas tem medo ou se não tem mais disponibilidade emocional para investir na relação.

Ele chama a minha família de "gentinha". Concordo com ele, mas ouvir isso me agride.

Talvez ela tenha falado da própria família nesses termos e, por causa disso, o homem ache que, quando ele fala, está tudo bem. Quando se compartilha com alguém algo íntimo, a pessoa usa seus próprios valores para classificar o que foi dito e nem sempre tem o senso crítico ou a delicadeza de pensar que o outro pode se magoar com determinados comentários. Nesse caso, ela precisa deixar claro que essa fala a magoa. Certas coisas não precisam ser ditas, sobretudo se os dois concordam. Há também a possibilidade de que ele use a família da companheira como forma de atacá-la, colocá-la para baixo. Se for o caso, isso precisa ser olhado mais de perto. Por que ele a ataca? É preciso ter cuidado, pois o desrespeito ao outro e as mágoas recorrentes podem corroer o relacionamento e inviabilizá-lo. Aprender a sobreviver aos rompantes do outro, a se estruturar e se desenvolver é sinal de crescimento e amadurecimento.

Ele se incomoda com a minha vida sexual antes de conhecê-lo. Diz que não confia em mim.

Alguns homens podem se sentir ameaçados pela vida sexual pregressa da mulher. Sentem-se inseguros com o fato de ela ter parâmetros comparativos. É sempre bom perceber quem é o outro e os limites dele antes de dar detalhes sobre a vida sexual anterior. Há pessoas que tentam ganhar a confiança do outro contando tudo o que aconteceu antes, como um ato de entrega total para ser aceito por aquele novo amor. Muitas vezes, falar sobre as experiências anteriores não traz bem algum ao relacionamento, só mal. Se o parceiro questiona, pressiona para saber, talvez seja o caso de deixar claro que algumas coisas são pessoais e não é porque se está em casal que é preciso compartilhar tudo. Além disso, guardar para si o que se viveu anteriormente é uma atitude ética em relação aos companheiros anteriores. O homem, por sua vez, precisa trabalhar seu ciúme e sua insegurança para que não estrague o relacionamento com cobranças e comparações infundadas. Adequação e discernimento para saber se colocar perante o outro é indispensável em qualquer relação.

Ele está sempre indeciso sobre a vida, buscando respostas. Diz para mim que tem dilemas, que não sabe o caminho a seguir.

A maioria das pessoas não tem resposta para tudo e admitir isso mostra maturidade. Talvez isso incomode essa mulher porque ela mesma não tem respostas para a vida. Nesse caso, querer se relacionar com um homem cheio de certezas seria uma forma de aplacar sua própria insegurança emocional. Há ainda a hipótese de que esse homem não se posicione em relação à vida deliberadamente, como uma forma de se apagar, de se proteger do julgamento do outro. Mas se de fato ele apenas não sabe qual caminho tomar, talvez ela precise enxergar e aceitar que ele está aprendendo, se desenvolvendo, o que é bom para ambos.

Ele diz que não existe mais chance de nós cumprirmos o nosso sonho de andar de mãos dadas velhinhos.

Quando diz isso, o homem está avisando que o relacionamento já não o satisfaz. Ele não está contente e não pretende passar o resto da vida com ela se as coisas continuarem como estão. Essa fala também pode ser uma espécie de punição, mostrando que está magoado, sem estímulos para alimentar o vínculo amoroso. O desejo de envelhecer junto tem a ver com a continuidade do vínculo e, se será possível, dependerá da transformação que possam fazer no relacionamento. O desgaste pode ser uma oportunidade para que os dois olhem para a relação de modo a entender quais circunstâncias e comportamentos (de ambos) fizeram com que houvesse tanto desajuste.

Fiz um aborto e só contei para ele depois. Achei que não estava na hora. Ele me acusa de ter matado o filho dele; agora só temos filhas. Ele diz que queria ter decidido junto comigo.

Não é só a mulher que sofre com um aborto. Quando ela exclui o pai da criança da decisão, ele se sente impotente, sem voz. Esse homem reclama o direito de ter decidido junto com ela, ao menos ter conversado, participado de uma decisão tão séria. Talvez ela tivesse motivos para não colocá-lo a par da decisão, mas há um preço a se pagar. Hoje, esse homem parece comprometido com a mágoa, disposto a puni-la por meio de acusações. Se ambos se aprofundarem nas motivações e nos sentimentos do outro talvez possam se perdoar e seguir em frente.

Ele diz que me adora e quer casar comigo, mas que agora não tem condições financeiras. Acho estranho, porque a gente sai o tempo todo e faz programas bem caros.

Talvez esse homem ainda precise de tempo para tomar a séria decisão de se casar. Possivelmente, ele está usando o dinheiro como justificativa, ainda que para ela isso não faça sentido. De qualquer forma, não há o que fazer a não ser esperar, pois pressionar alguém com uma decisão tão importante pode fazer com que o outro se comprometa quando ainda tem dúvidas – o que pode trazer problemas posteriormente. É normal que algumas pessoas anseiem pelo casamento, colocando-o como uma prova de amor do companheiro. Não ter se decidido ainda não significa que não ame ou valorize a companheira. É bom olhar o relacionamento em geral para evitar esse tipo de conclusão, e pensar se consegue ficar confortável com a espera.

Estou apaixonada por ele. Ele é viúvo, pede para irmos devagar, mas quero ficar mais junto.

O luto é uma situação delicada, que compreende várias etapas. O choro é só uma delas, a que se exterioriza. A que tem a maior dimensão, no entanto, é a constatação da perda absoluta que devasta a configuração afetiva que existia. Independentemente de ter sido boa, ruim, constante, esporádica, real ou virtual, essa configuração afetiva faz parte do universo interno deste homem. Algumas pessoas sentem a necessidade de se isolar um pouco para elaborar o que aconteceu. Seria bom que essa mulher entendesse e respeitasse o tempo do parceiro. Invadir o espaço só traria mais estresse e dificultaria o processo de elaboração psíquica da perda. O fato de ele não estar tão disponível nesse momento é natural e saudável e não significa que ele não goste dela. Oferecer apoio e respeito no luto seria a atitude mais adequada. Se ela tiver a capacidade de ser companheira agora, terá mais chances de construir um relacionamento sólido e satisfatório para ambos.

Ele me chamou para ir ao cinema e falei que só iria como amiga. Ele se declarou, disse que eu sou a mulher que ele sempre quis, mas acabei de terminar um namoro e não quero me envolver.

Essa mulher está respeitando seu tempo, seus sentimentos e, por tabela, os sentimentos desse homem. Deixar claro o que quer e o que pode ser oferecido em uma relação (seja ela de envolvimento amoroso ou amizade) é um bom caminho para preservar as duas partes e evitar o sofrimento do outro. Muitas vezes, as pessoas têm medo de falar não e acabam cedendo contra a vontade (sobretudo em momentos de carência). Essa mulher teve a atitude de deixar tudo às claras, o que é uma demonstração de respeito e consideração cabe a ele agora tomar sua posição.

Ele me disse que sou um tiro de cocaína. Dou até abstinência.

A paixão é um sentimento poderoso que, em alguns casos, pode levar o outro a querer se fundir com a pessoa amada, tamanha a intensidade. Alguns estados emocionais liberam, inclusive, substâncias excitatórias no organismo. Estuda-se, por exemplo, os chamados *blue mind* e *red mind*, estados mentais presentes nos praticantes de surfe quando estão no mar. Verificou-se que, durante a prática, há liberação de norepinefrina, cortisol e glicocorticoide, que criam estados que caracterizam o estresse, a ansiedade e o medo, aliados a um prazer intenso. É uma forma de preparar os surfistas para o ambiente do mar. Sentimentos fortes como a paixão geram estados de excitação mental semelhantes. Quando a paixão passa e desenvolve-se o sentimento de amor, resgata-se um equilíbrio que foi perdido num primeiro momento. É como se o relacionamento assentasse e, a partir daí, ambos recuperassem o tempo para si, passassem a olhar para outras áreas da vida que não o relacionamento. A paixão pode fazer com que o foco fique restrito, o que tende a mudar com o tempo. Se, no entanto, o foco permanece e a pessoa começa a sentir dependência da outra, a ponto de se sentir sequestrada emocionalmente, talvez seja o caso de olhar mais de perto a questão.

Ele jura que nunca transou com ninguém, mas estou com um corrimento vaginal estranho.

Existe desconfiança nesse relacionamento. A mulher deve verificar se de fato há motivos para desconfiar, pois alguns corrimentos não são relacionados a doenças adquiridas em relações sexuais. Pode ser que ela esteja cultuando essa insegurança por medo de ser traída. Muitas vezes, o medo da traição é tão grande que qualquer coisa vira prova do que não existe. Talvez valha a pena se abrir com o parceiro sobre esse medo, ou procurar a terapia para não deixar que a insegurança macule a relação. Às vezes, inconscientemente, a pessoa não acredita que possa ser amada e ter a fidelidade do outro, por mais que ele não dê motivos para desconfiança. Nesse caso, a pessoa está presa a sentimentos de rejeição e traumas do passado e precisará trabalhá-los para ter uma vida mais plena.

Ele diz que preciso perder peso, fazer exercícios, sair mais. Não consigo fazer nada disso.

A mensagem que o homem passou é clara: ela precisa se cuidar e se valorizar para que o relacionamento seja satisfatório. Às vezes, a mulher dá pouco valor a esse tipo de comentário; imagina que o homem sequer vai se lembrar do que disse depois. Acontece que o estímulo visual é importante para muitos homens e, possivelmente, a vida sexual e afetiva dos dois está prejudicada. Algumas pessoas acham que o amor do outro é incondicional e deixam de investir em si mesmas, sem perceber que abandonar-se é também abandonar o relacionamento. Faz parte do jogo cuidar-se para si e para o outro, buscar uma vida interessante de forma a alimentar o relacionamento. É uma atitude saudável, que deve ser exercitada tanto pelo homem quanto pela mulher. Quando um dos dois não demonstra interesse em investir em si (e consequentemente no casal), o outro pode simplesmente perder o interesse.

Ele fala que hoje em dia eu sou só mãe. Isso me ofende.

Mais do que se ofender, essa mulher deveria refletir se a maternidade não fez com que ela abrisse mão de ser esposa. Quando têm filhos, algumas mulheres se dedicam tão exclusivamente, que é como se não estivessem mais em um relacionamento. Por mais que seja difícil dar conta de tantas áreas na vida, é importante não deixar o parceiro de escanteio. Buscar algum tempo para o casal é importante para manter o vínculo. O nascimento de um filho é um momento delicado, pois a estrutura familiar se modifica e requer adaptações de ambas as partes. A mensagem dele está clara: ele não encontra mais a mulher com a qual escolheu compartilhar seu eu masculino. Ele sente que a perdeu. Ela pode ter mesmo se perdido nesse papel de mãe, deixando seu feminino-mulher de lado. Mostrar como se sente, para o homem, pode ser um indicativo de que ele está se despedindo da relação. Não são raros os homens que buscam outras relações nessa fase. Por outro lado, esse homem tem o desafio de ser mais tolerante, pois talvez não seja possível ter tantos momentos em casal quanto antes. Ela, por sua vez, precisará deixar de lado a posição de ofendida e buscar algum equilíbrio para que o relacionamento não fique inviável.

Ele fala uma coisa e faz outra. Acho que não quer se separar da esposa.

Diz-se que se conhece uma pessoa pelo que faz e não pelo que diz. Muitas vezes, por mais que ame a amante, o homem não consegue abrir mão dos compromissos familiares e, quem sabe, profissionais ou sociais implícitos. No fundo, esta mulher já percebeu que talvez ele não queira ou não possa se separar. Nesse caso, ela precisa analisar seus próprios limites e decidir se continua no relacionamento, pois o parceiro já deu provas de que prefere manter a situação como está. Pode ser que esse homem alimente as esperanças dela para não abrir mão de nenhuma das duas. Já acompanhei muitos homens com dilemas devastadores e que não conseguiam sair de onde estavam, afinal ninguém resolve todos os problemas do amor por meio do raciocínio. Amar uma pessoa só é uma proposta ambiciosa e demanda uma exclusividade até desumana para alguns. Resta à mulher chegar às suas conclusões e aceitar a situação ou seguir com a vida.

Ele diz que não quer me tratar como filha, mas como esposa. Tenho muito medo de ele não ficar mais comigo.

Possivelmente, essa mulher é dependente, submissa e ainda não conquistou a identidade plena de uma mulher adulta. Ela deve esperar ou até exigir do esposo o cuidado de um pai, talvez por não ter tido isso na infância ou por ter fixado a imagem masculina como a de um pai que dava todo o apoio emocional. Acontece que o marido não está satisfeito com esse papel e se sente sobrecarregado. Ele também imaginou uma mulher diferente daquela com quem se casou: mais autônoma, que se porte no relacionamento de outra forma. Em resumo, os dois estão se relacionando com as imagens que criaram e, ao verem que a realidade é diferente do que querem, se frustram. Talvez essa mulher precise entender que levou um padrão da infância para a vida adulta. Ela pode buscar outras atividades e formas de se preencher para não deixar o relacionamento tão pesado.

Consegui uma proposta de emprego ótima e ele ficou colocando mil defeitos. Acho que ele se incomoda de eu ganhar mais.

Alguns homens ainda estão apegados à ideia do homem provedor, que ganha mais que a mulher. Sentem-se desestabilizados em sua masculinidade. É uma situação complicada, pois ainda existem casos em que o homem não consegue lidar com o desenvolvimento profissional da parceira. Ele não consegue enxergar que mudar a configuração provedor/dependente pode ser enriquecedor para ambos. A mulher precisa pensar se vale a pena estar em um relacionamento em que seu desenvolvimento profissional é colocado em xeque.

“Ele me disse que se eu tivesse falado tudo o que falo hoje para ele, talvez não tivéssemos nos separado.”

Muitas vezes, as pessoas só conseguem ser transparentes e compartilhar o que pensam depois de se separarem. O ideal é que o casal consiga desenvolver a habilidade de se comunicar quando está junto, mas muitas vezes o medo, a mágoa e outros fatores impedem que isso aconteça. O que esse homem disse serve de alerta para os próximos relacionamentos – tanto dele quanto dela. Ambos falharam em se comunicar. Nem sempre um relacionamento acaba por falta de amor; há casos em que a convivência fica inviável porque um não soube dizer ao outro o que queria e o que pensava, para construírem juntos um relacionamento satisfatório para ambos.

Ele diz que não aguenta mais DR. Se não conversarmos, como vamos resolver a situação?

O que essa mulher chama de conversa (discussão de relacionamento no termo que usou) pode soar ao homem como cobrança, acusação e agressão. É importante verificar como ela coloca suas questões para ele – se começa falando de como se sente ou se diz que ele deveria fazer assim e assado. Se fosse uma conversa construtiva, em que cada um coloca seus pontos, assume suas responsabilidades e tem consideração pelo parceiro, possivelmente não seria tão desgastante. O desgaste vem justamente de uma "conversa" em que somente há repetição de pontos de vista e posturas em relação ao outro. Se não conseguem mudar esse padrão sozinhos, talvez uma terapia de casal possa ajudar ambos a aprender a conversar e a expressar sentimentos de uma maneira que não soe agressiva.

Eu disse que queria ouvir "eu te amo" e ele me falou que eu queria um namorado meloso e chato.

Certas coisas precisam acontecer naturalmente. Se a pessoa cobra um "eu te amo" do parceiro, corre o risco de ouvir uma resposta proforma, apenas para agradar. É uma exigência tola pedir um "eu te amo" como prova de amor. O fato é que, talvez, ela peça esse tipo de confirmação justamente por não se sentir amada. Mais importante do que se apegar a frases é ver como está o relacionamento. Algumas pessoas têm dificuldade em expressar seus sentimentos por meio das palavras, mas deixam claro que amam com as atitudes do dia a dia. Os estudiosos que seguem a Psicologia Transpessoal de Theda Basso conhecem a terminologia do "terceiro olho", área mais intuitiva e criativa. Sabe-se que o nervo vago, o mais longo do organismo, está conectado ao coração, que também secreta hormônios. Estes são responsáveis por sensações de amor, de completude, de estar integrado a si mesmo. Nem sempre o que ocorre nos meandros do nosso organismo pode ser restrito a uma frase como "eu te amo". Temos que considerar também que esse homem pode sentir receio de dizer "eu te amo" por associar a frase a chatas e melosas, pouco consistentes. Ou talvez ele simplesmente não esteja pronto para dizer. De qualquer forma, não é cobrando e pressionando que a mulher conseguirá o reconhecimento do amor do outro.

Fucei o computador dele e descobri um monte de pornografia. Ele me disse que não é nada demais, mas estou me sentindo traída!

Por mais que gostemos da ideia, não somos o único objeto de desejo do outro. Sentir-se traída por não penetrar no mundo da fantasia dele é lutar contra um inimigo oculto. Sentir-se traída por não ter o domínio sobre ele é apenas desgaste autodestrutivo. Apegar-se a uma imagem ideal de homem e persegui-lo porque ele não a cumpre só leva à frustração. Muitas pessoas querem controlar o desejo do parceiro, o que é impossível e pouco saudável. Elas encaram o desejo dele como uma ameaça e querem fidelidade até no que ele pensa. É uma forma distorcida de lidar com a sexualidade do parceiro, pois olhar pornografia (ou seja, fantasiar) é uma forma pessoal e privada de vivenciar o desejo. Isso só se torna um problema quando a pessoa abre mão da sexualidade na vida real, quando essas fantasias vão para o primeiro plano, prejudicando o relacionamento. Do contrário, tanto homens quanto mulheres têm o direito de vivenciar a sexualidade de forma privada.

Sempre que eu vou desabafar, ele me vem com mil soluções. Sinceramente, eu só queria ser apoiada.

Não seria mais fácil se essa mulher falasse isso para o parceiro? As pessoas gostam de ser ajudadas de formas diferentes, mas, se o outro não sabe do que precisamos, como ele poderia nos atender? Muitas vezes, a pessoa espera que o parceiro adivinhe o que ela precisa, que se antecipe, que a conheça profundamente. É quase o que se espera de um pai, de uma mãe. Quando esse homem vem com mil soluções, ele está oferecendo ajuda segundo seus próprios parâmetros. Talvez aja assim para tentar aplacar a ansiedade dela. Possivelmente, ele gosta de ser ajudado dessa forma. Muitas vezes, comunicar claramente como gostamos de ser acolhidos funciona.

Ele disse que minhas roupas são vulgares. Quando me conheceu, adorava.

Num primeiro momento, esse jeito dela pode ter estimulado a parte fogosa e mais sexualmente ativa do homem. Talvez agora ele tenha dificuldade em permanecer nessa vibração sexualizada e sinta, implicitamente, cobrança em relação a sua performance. Pode ser também que seja ciúme. Sentir ciúme é normal, desde que se consiga lidar com ele. Se o homem pede para a mulher trocar a roupa, ele claramente não consegue lidar com o que sente, daí o desejo de controlá-la para não se sentir ameaçado. Dizer que as roupas são vulgares também é uma tentativa de coagir a mulher a não usá-las mais por meio de um argumento moral para tentar se livrar do incômodo que elas lhe causam. O fato é que relacionamentos em que um tenta controlar e coagir o outro costumam ser essencialmente problemáticos, pois fica difícil desenvolver um vínculo positivo e construtivo em que ambos são respeitados.

Ele já me bateu algumas vezes, mas depois pede desculpa e diz que está arrependido. Eu acabo acreditando.

Talvez essa mulher não tenha consciência do mal que faz a si mesma ao aceitar a agressividade do parceiro. Por vezes, a relação com homens abusivos é tão enevoada, que a mulher não enxerga quem tem diante de si, mas uma imagem idealizada de alguém que pode mudar, que pode "ser salvo". Talvez haja nela uma insegurança tão grande, que acaba aceitando ser tratada dessa forma. Ele, por sua vez, precisa de tratamento psicológico – do contrário, é difícil que mude. O abuso físico não deve ser tolerado. Ela deve encarar a situação de forma realista e trabalhar os sentimentos que a impedem de sair desse relacionamento autodestrutivo.

Não consigo deixar de controlar o Facebook e o celular dele. Ele fala que perdeu toda a liberdade de vida.

A compulsão dela aprisiona os dois: ele se sente vigiado, ela vive eternamente desconfiada. Não é possível construir um relacionamento saudável assim. É preciso colocar limites nesse padrão de compulsão. Ela deve aceitar que não tem controle sobre a vida do parceiro. Muitas vezes, a pessoa compulsiva argumenta que se o outro não tem nada a esconder, não tem por que não mostrar o Facebook ou o celular. É um argumento torto, pois coloca o outro como réu, como uma pessoa que não é digna de confiança. Ele, por sua vez, reclama da falta de limites dela, mas tolera. Ambos precisam entender de onde vem a desconfiança para que construam a confiança mútua, aliada à liberdade individual que cada um precisa ter. Senão ficarão cada vez mais distantes ou eternamente presos em um jogo de perseguidora e perseguido.

Ele não me telefona quando vai viajar. Diz que já estamos conectados de mente e coração.

Esse homem e essa mulher lidam de forma diferente com a distância. O fato de ele não ligar não quer dizer que não goste dela ou que não sinta saudade. Ela, por sua vez, sente necessidade de se comunicar mais quando ele está longe. É possível que ele se sinta seguro no relacionamento, a ponto de fazer outras coisas quando viaja, sem pensar o tempo inteiro no relacionamento. Isso não impede que a mulher possa ligar, dizer que sente falta. Ela precisa apenas verificar se tem vontade de entrar em contato por causa da saudade ou se, no fundo, busca uma forma de controlar os passos do companheiro. Confiança é um estado mental que depende da autoestima e do preparo que se tem para as adversidades da vida. Ela se estabelece num terreno construído pelos dois. O fato é que essa mulher não deve esperar que ele seja como ela. A diversidade de pensamento, sentimento e na forma como lidamos com as situações na vida é o que, afinal, torna os relacionamentos humanos tão ricos e desafiadores.

Ele disse que eu fico tentando convencê-lo de tudo e que não consegue mais se divertir comigo.

Pessoas que tentam convencer as outras de tudo geralmente têm dificuldade em ceder. Querem que tudo seja feito do seu jeito e, para não se sentirem tão culpadas, buscam a anuência do parceiro por meio da argumentação. São argumentadores contumazes, com os quais pode ser um sacrifício conviver. Num relacionamento, é importante que os dois tenham voz e que, ora um ora outro possa escolher programas ou até decidir conjuntamente. Existem várias possibilidades de arranjo. Nessa fala, fica claro que o homem já mandou para a mulher dois sinais: de que se sente forçado e de que a leveza do relacionamento se perdeu – o que o coloca em risco. Se essa mulher quiser manter a relação precisará aprender a ceder, respeitar e acolher os desejos e opiniões do outro.

Ele diz que se eu me separar dele, ninguém vai me aturar.

Com essa frase, ele quer dizer que aguenta os defeitos dela e segura a barra do relacionamento, e que ela deveria levar isso em consideração. Ao mesmo tempo, tenta colocar medo nela, fornecendo um argumento para que ela não se separe. A situação precisa ser olhada mais de perto. Se ela tem comportamentos difíceis de aturar, por que ele os aceita? Possivelmente, porque ainda há ganhos afetivos com o relacionamento. Outra questão que deve ser olhada de perto é se ela o ameaça com a separação para lhe impingir medo. O estado de aprendizado só se dá quando há uma proposta de mudança. Esta, por sua vez, só pode ocorrer quando ambos buscam entender como têm levado a relação, para então decidir a direção em que querem seguir.

Ele disse que gostaria que eu me adaptasse a sua situação, a sua posição, a sua família.

Em qualquer relacionamento é natural que haja um grau de adaptação de ambas as partes. Isso não significa se anular, mas se adaptar e construir uma nova rotina com o outro. Quando isso é feito de forma orgânica e com aceitação de ambas as partes, o relacionamento tende a assentar-se e os dois podem desfrutar da nova vida juntos. Fica problemático quando um não respeita os limites do outro, querendo impor uma adaptação unilateral, nos moldes que predefiniu. Nesse caso, o outro não se sente parte de um relacionamento, mas um fantoche que deve se encaixar na vida e nos planos do parceiro. Entender as expectativas, conversar e respeitar o outro é fundamental nesse caso. A família é sempre um tema delicado que pode gerar disputas.

Ele disse que precisaria trabalhar muito no próximo semestre e que esperava companheirismo da minha parte.

O que esse homem chama de companheirismo é a mulher apoiá-lo em seus projetos profissionais. Se não é um problema para ela, se consegue ficar por um tempo em segundo plano, a situação está resolvida. Se, no entanto, esse homem sempre coloca projetos pessoais e profissionais à frente do casamento, vendo-o como uma base de apoio, talvez em algum momento ela se sinta preterida. Se ela tem dúvidas sobre até que ponto esse arranjo a satisfaz, deve se perguntar como se sente com o que obteve na relação até agora. Quem não aposta ou investe é porque não acredita que deva colocar suas fichas naquele jogo. Talvez eles precisem conversar sobre o investimento emocional e de tempo que cada um está disposto a fazer no casamento. É possível que eles tenham expectativas diferentes em relação à união, talvez irreconciliáveis. Se as pessoas falassem mais abertamente sobre suas expectativas, possivelmente entrariam num casamento com muito mais consciência do grau de satisfação que ele pode proporcionar.

Ele disse que pode me ensinar a gostar dele.

Eis um convite perigoso, pois talvez a mulher não esteja disposta a aprender. Para se abrir a um relacionamento novo, não basta querer. É preciso que uma série de fatores entre em convergência. Tudo depende de onde parte o seu desejo de vir a gostar. Ele pode ser um bom professor e ela uma má aluna. O inverso também. Gostar de alguém nem sempre pode ser ensinado. Se essa mulher aceita a proposta sem o real desejo de se envolver com esse homem, corre o risco de se sentir em débito com ele, afinal, ele é tão bom, tão legal, tão esforçado... É preferível respeitar o ritmo natural dos sentimentos a fazer tentativas que podem ser desastrosas para as duas partes.

Ele vive mandando mensagem no Facebook, perguntando como estou, jogando charme. Só que nunca me chama para sair.

Isso se chama "cozinhar a pretendente". Alguns homens e mulheres analisam suas possibilidades, mantêm a pessoa próxima e jogam charme até decidirem se querem ou não. Alguns aplicativos abrem chances para que se interaja com várias pessoas, deixando disponíveis várias possibilidades. Há ainda quem goste de flertar por flertar, apenas pela graça do jogo da sedução. Se fica por aí somente, é o máximo que se pode esperar. Há pessoas que preferem se relacionar a distância, sentem-se protegidas e seguras dessa forma. Talvez seja o caso de essa mulher ou adequar suas expectativas ou cortar a conversa e arrumar quem esteja de fato interessado.

Ele acha que tem sempre razão. Parece o dono da verdade.

É complicado conviver com um parceiro intransigente. Às vezes, a pessoa está tão encapsulada em si mesma, que sequer percebe o seu autoritarismo. Nesse caso, nem sempre adianta conversar. Quando a pessoa é extremamente narcisista, fecha-se num comportamento de "olha eu aqui", "eu sei mais que você, portanto, aprenda comigo". Quando aceitam ir a um terapeuta é para provar que estão certos e encontrar as falhas no outro para comprovar a sua superioridade. O fato é que ninguém tem sempre a razão, ninguém é o dono da verdade. A necessidade de se colocar acima do outro, de exercer uma postura de poder precisa ser analisada mais de perto. Em muitos relacionamentos, é comum as pessoas entrarem num círculo vicioso para ver quem tem razão. Fica a reflexão de uma velha frase, o que é mais importante: ter razão ou ser feliz?

Ele me diz que gasto muito dinheiro. É um inferno, ele é muito duro. Deixei meus pais me manipularem para não namorar o amor da minha vida. Nunca me esqueci disso.

Essa mulher abdicou de um relacionamento importante por causa dos pais e hoje está casada com alguém que não a satisfaz. Talvez ela gaste tanto dinheiro para pressioná-lo a se separar dela, ou use os gastos como uma forma de punição por ele não ser o cara que ela deixou para trás. Em primeiro lugar, talvez ela precise se responsabilizar por suas escolhas. No fim das contas, por mais que os pais tenham pressionado, foi ela quem escolheu terminar o relacionamento com o amor de sua vida. Culpar o homem com quem está não muda a situação. Se ela sente que o relacionamento não funciona, talvez precise trabalhar a ideia de mudar o que for preciso para ser feliz – os pais, se forem contra, que lidem com o fato, afinal, têm uma filha adulta, responsável pelas próprias escolhas.

Ele disse que não estava a fim de ir para a praia. Só porque a viagem que fizemos não saiu do jeito que planejamos, ele se fechou e não aproveitamos. Acho que ele quis me castigar.

Ela não aceitou que ele não quisesse ir para a praia e insistiu na viagem. Ele, por sua vez, cedeu pela metade, pois foi para a praia, mas a puniu com seu comportamento fechado. Quando não há conversa e respeito, quando as coisas são resolvidas a fórceps, isso tende a acontecer. Os dois fazem birra e se impõem sobre o outro. Com o tempo, um passa ouvir o outro como a um adversário, numa medição de forças que nunca acaba. Se o casal não atentar para esse caminho perigoso, é possível que o relacionamento se desgaste cada vez mais. O maior desafio à continuidade do relacionamento se dá quando o casal não consegue mais aproveitar bons momentos juntos.

Ele tem uns ataques de mau humor insuportáveis. Quando isto acontece, diz que não quer ir ao cinema, sair pra jantar, nada.

Há várias leituras para o mau humor: a pessoa pode ter uma personalidade rígida, sem enxergar o que há de bom em sua vida, ou simplesmente ser mal-educada. Como cada caso é um caso, rotular alguém de mal-humorado faz com que restrinja o ponto de vista e se feche para entender melhor o que pode estar por trás desse desagradável companheiro. Muitas vezes, o mau humor está ligado a quadros de depressão e oscilação e a conflitos emocionais (quem sabe relativos ao relacionamento). Quando o mau humor se repete muito, a ponto de prejudicar o relacionamento, ambos precisam encontrar formas de lidar com isso, sem descontarem no parceiro. Muitas vezes, os mal-humorados se refugiam na ideia de que são assim mesmo e que o parceiro precisa aguentar. Usam frases como "sou assim, sempre fui..." e se isentam da autoavaliação do que ocorre consigo e como podem estar punindo o outro. O fato é que ninguém deve se sujeitar ao mau humor alheio, pois aceitar ataques gratuitos do outro abre precedentes destrutivos para o relacionamento. No psicodrama utilizamos muito a inversão de papéis nesses casos. Ao colocar-se na posição do outro é possível aprofundar-se em sentimentos, necessidades e expectativas do relacionamento, entendendo que, para conviver bem com o outro, mudar o próprio comportamento é essencial.

Este livro foi publicado em 2017 pela Companhia Editora Nacional.